KB149028

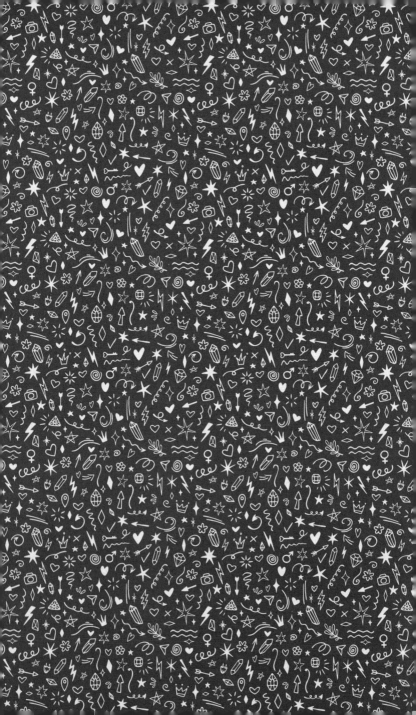

소녀들의
섹슈얼리티

소녀들의
섹슈얼리티

내 몸 내 마음 내 감정에 관한
소녀들의 성 상담

이수지·노하연 지음

한울

이 책을 읽을 소녀들에게

이 책의 시작은 "만약 언니가 성교육을 해 준다면 뭘 물어볼까?"였어.

어떤 걸 궁금해할지 몰라서 여러 질문을 적어 놓고 만나는 여자 청소년들마다 질문에 공감하는지 물으며 인터뷰도 했지. 그런데 신기하게도 이 글을 쓰고 있는 나도 너와 같은 나이일 때 같은 고민들을 했더라. 시대가 많이 바뀌었다고 생각했는데 여전히 소녀들에게 '성'은 미지의 영역인가 봐.

여전히 사회는 소녀들이 성에 대해 모르길 원해. 하지만 많은 소녀가 성에 대해 궁금하다고 말해. 매달 겪는 월경에도 고민이 많아지고, 다이어트에 성공하는 방법을 알고 싶어 하지. 연애, 섹스, 피임에 대한 궁금증도 너무 많아.

내가 청소년 때 들었던 성교육은 마치 '하면 안 되는 행동 목록'을 읊어 주는 것 같았어. 낯선 사람 만나지 마라, 화장은 커서 해라, 연애는 공부에 방해가 된다, 섹스를 하면 원치 않는 임신을 할 수 있다, 온라인에서 만난 친구는 위험하다… 등등.

나는 네가 이 책을 읽고 랜덤채팅 어플을 지우는 걸 바라는 게 아냐. 월경 박사가 되는 것도, 화장과 다이어트를 하지 않는 것도 내가 바라는 게 아니지. 또 이 책이 아주 끝내주는 연애 지도서여서 읽자마자 연애 고수가 되는 걸 바라지도 않아. 너에게 섹스와 피임에 대해 알려주었으니 마음껏 섹스해도 된다고 말하는 것도 아니야.

내가 바라는 건 네가 성에 대해 좀 더 편하게 느꼈으면 한다는 거야. 두렵고 조심해야 하는 것이 아니라 네 삶의 일부로 받아들이고 주체적이고 자유롭게 성을 누렸으면 해. 자신의 성을 주체적으로 누린다는 건 이런 것들을 말해.

월경에 대해 친구들과 얘기하며 다양한 월경 정보를 얻는 거야. 성기 건강을 신경 쓰고 병원 가는 걸 두려워하지 않는 거야. 너의 애인이 너에게 폭력을 행사할 때 빨리 알아차리고 안전하게 벗어나는 거야. 너의 성적 욕망을 알아차리고 원할 때 원하는 사람과 원하는 방식으로 성적 행위를 하는 거야. 온라인 친구와 안전하게 지내는 방법을 알고 실천하는 것이고, 성평등을 일상에 조화롭게 적용해 보는 거야.

이 책은 친근하지만 그렇게 친절하진 않아. 어쩌면 생략한 게 많아서 귀찮은 표정으로 고민 상담해 주는 착한 언니 같다는 느낌을 받을 수도 있어. 백과사전처럼 엄청난 양의 정보를 제공하기보다는 성에 대한 관점을 넓힐 기회를 만들어 주는 책이야. 그래도 심혈을 기울여 고른 질문에 친근하게 답변하려 노력했는데 읽는 너도 그렇게 느꼈으면 좋겠다.

무엇보다 흔쾌히 인터뷰에 참여해 준 여자 청소년들에게 정말 고맙다고 말하고 싶어. 인터뷰한 청소년들의 개인정보 보호를 위해 누군지 밝힐 수는 없지만, 한 명 한 명 만나서 이야기를 나눈 일은 무척이나 즐겁고 행복했으며 매우 도움이 되었다는 걸 알아주길 바라.

여러분의 도움 없이는 이 책이 탄생하기 어려웠음을 전하며.

이수지·노하연

10대가 된 딸이 '내 몸과 성'을 긍정하고 스스로 탐구할 수 있는 주체적인 여성으로 성장하기를 바란다면 이 책을 선물합시다. 성에 대한 두려움보다 즐거움을 말하고, 성차별 사회에 대한 낙담보다 성평등 사회의 가능성을 말하는 언니들이 있어서 얼마나 다행인지요. 즐겁고 안전한 길을 알고 있는 언니들의 명쾌한 조언에 마음이 놓일 것입니다.

이성경 엄마 페미니즘 탐구모임 '부너미' 대표

세상은 10대 여성들에게 끊임없이 이중 메시지를 보냅니다. 예쁘고 날씬하고 성적으로 매력이 있어야 사랑'받'지만, 이것이 위험하기에 '순진무구'해야 보호받을 수 있다고요. 하지만 10대 여성들이 진정 바라는 건 성적 존재로서 당당하게 사랑'하'며 살아가는 법을 배우는 것입니다. 그래서 이 책은 말합니다. "너는 너를 위해 더 나은 선택을 할 수 있어!"라고. 이보다 더 현실적이고 강력한 메시지가 있을까요?

윤나현 서울시립동작청소년성문화센터 더하기 센터장

내 마음을 살피기보다 먼저 남들의 눈치를 보곤 했던 우리에게 이 책은 정해진 답이 있다고 말하지 않습니다. 대신 누구든 원하는 답을 찾을 수 있고 자신만의 원칙을 만들 수 있다는 용기와 믿음을 주지요. 나를 둘러싼 세상과 즐겁게 소통하고 사랑하며 성숙해지기를 꿈꾸는 모든 10대가 이 책에서 구체적인 위로와 방법을 구할 수 있기를 바랍니다.

강나희 꽃피는 학교 고등 교사

차 례

Part 2 보다 괜찮은 관계는 어떻게 맺지?

Part 3 이럴 땐 어떻게 해? 성적 행동편

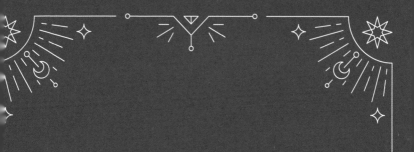

Part 1

내 몸에
무슨 일이
일어났지?

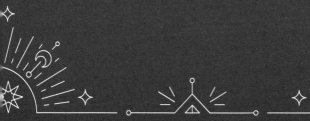

거울을 볼 때마다 내가 싫어져

요즘 들어 거울을 볼 때마다 얼굴이 너무 못나 보이고 몸도 너무 뚱뚱해 보여. 옷을 입어도 핏이 하나도 안 살고 눈꼬리도 처진 것 같아. 여드름은 또 왜 이렇게 많이 나는 건지… . 진짜 너무 짜증 나. 나 어떻게 하지? ˈ

#여드름 #외모 #몸매 #거울아거울아

나도 그런 적이 있었어. 특히 이마, 볼, 턱처럼 눈에 잘 띄는 곳에 여드름이 잔뜩 난 내 얼굴이 정말 보기 싫었지. 그런데 웃긴 건 하얗게 곪은 이 여드름을 짜려면 거울을 봐야 한다는 거였어. 어우! 그때 생각하면 짜증 난 표정까지 더해져서 더 못나 보였던 내가 생각나.

지금 생각해 보면, 싫어하면서 왜 그렇게 거울을 봤을까 싶어. 보기 싫으면 그냥 안 보면 되는 거잖아? 짜증 내고 싫어하면서도 계속 여드름이 새로 나지 않았나 확인하고, 흉터가 남지 않았나 걱정하며 거울을 붙잡고 있었던 것 같아.

그러고 보니 목욕하고 거울을 볼 때마다 엉덩이랑 허벅지의 튼살도 보기 싫어했던 것 같아. 키가 크면 어쩔 수 없이 생길 수밖에 없는데도 뒤늦게 튼살 크림을 바른 기억도 갑자기 나네.

결론부터 말하면 "거울을 볼 때마다 내가 싫어진다면 거울을 안 보면 돼."라고 하고 싶어. 그런데 이렇게도 한번 생각해 보자. 나는 왜 거울을 볼 때마다 내가 싫어지는 걸까?

내가 생각하는 이상적인 미인의 모습과 거리가 멀어서? 여기저기 군살이 보여서? 도자기 같은 피부가 아니어서? 털이 너무 많아서? 피부색이 원하는 색이 아니어서? 그래, 이유가 무엇인지는 네가 제일 잘 알고 있을 거야.

여러 가지 이유가 있겠지만, 중요한 건 나의 가치나 쓸모를 어디에서 느낄 수 있는가 하는 문제인 것 같아. 너는 그저 '몸'이 아니야. 그저 '얼굴'도 아니지. 너는 생각도 하고 감정도 느끼는 '사람'이야.

네 얼굴이 어떻게 생겨야 한다는 기준이나 몸매가 어떤 모습이어야만 한다는 이유는 따로 없어. 겉모습이 보기 좋아야만 쓸모 있는 사람은 아니잖아.

혹시 SNS에서 본 친구와 너를 비교하고 있니? 네가 이상적으로 생각하는 외모와 너의 모습을 비교하고 있다면 이것 하나만 기억하자. 그 사진은 심혈을 기울인 포즈와 수백 장 찍은 사진 중에서 살아남은 한 장이 혹독한 보정을 거쳐 나온 '작품'이라는 것을.

설마 너의 몸매도 네 게으름의 결과라고 생각하고 있니? 너도 사실은 알고 있잖아. 그런 문제가 아니라는 것쯤은.

세상이 여성들을 부지런하게 만들려고 애쓸 뿐만 아니라, 그게 안 되면 돈이라도 쓰게 하려는 건 지하철역 안의 성형 광고만 봐도 너무 잘 알 수 있어.

미디어가 여성의 몸에 대해 던지는 이런 불편한 메시지들을 잘 파악하고 문제라는 걸 알고 있어도, 네 몸을 자연스럽게 바라보는 건 힘들 거야. 왜냐고? 아무리 문제라고 인식하고 있어도 그 문제들은 이미 네가 얼굴과 몸매에 관심을 가지도록 만들었거든.

그러니 거울 속의 네 모습을 보기 싫다면 거울을 안 봐도 좋아. 너의 얼굴이나 몸이 어떻게 생겼는지 계속 생각하거나 이야기할 필요 없어. 네 몸이나 얼굴이 어떻게 보이는지보다 어떻게 기능하는지에 더 초점을 맞추고 생각해 봐.

중요한 건 몸은 장식이 아니라는 것, 또 어떻게 생겨야 한다는 기준도 필요 없다는 것!

너의 얼굴이나 몸이 있는 그대로 아름답다는 말은 굳이 하지 않을 거야. 네 몸은 그냥 '너의 몸'일 뿐이야. 멋질 이유도, 예쁠 필요도 없어. 내 몸을 긍정해야 내 몸에 관한 관심도 높일 수 있어.

이제부터 주변 친구들과 나누던 이야기 주제 중에서 몸이나 얼굴에 관한 내용을 조금씩 줄여 보면 어떨까? 말 그대로 몸과 얼굴에 대한 관심을 줄이는 거야.

대신 다른 이야기를 해 보자. 네가 읽은 책이나 어제 본 드라마 이야기도 좋고, 공부하기 싫다는 잡담도 좋지. 다양한 이야깃거리로 화제를 돌리면서 외모에 관한 관심을 줄여 보자. 네가 네 몸을 있는 그대로 자연스럽게 받아들일 수 있을 그 순간까지.

쌩얼로 학교 가기 쪽팔려

요즘은 마스크 쓰느라 좀 덜하긴 한데, 아직까진 화장을 안 하고 학교 가기가 쪽팔려. 화장 안 한 내 모습을 다른 친구들이 보고 놀리지는 않을까 두렵고…. '나도 민낯이 예쁘면 좋을 텐데.'라는 생각만 계속 들어. 어쩌지?

#화장 #쌩얼 #화장이왜에의?

너는 화장을 잘하는 편인가 보네! 나는 화장을 잘하지 못하는 편이라 오히려 화장을 하면 못나 보이는 것 같더라. 그래서 '차라리 쌩얼이 낫지…' 하면서 학교에 가곤 했어.

시간이 흐른 지금도 나는 여전히 화장을 잘하지 못해. 친구 결혼식이나 면접처럼 화장을 해야만 할 것 같은 자리에 갈 때는 차라리 숍에 화장을 받으러 가는 편이야.

거기서 화장을 받으면 확실히 내가 생각한 단점이 보완되더라고. 짝짝이던 눈꼬리가 비슷해지고, 코도 오뚝해 보이고, 잡티도 가려져 훨씬 예뻐 보여. 속눈썹이 바짝 올라가 있으니 눈도 더 커 보이구.

그래서 화장이 잘된 날은 꼭 어디든 가고 싶더라. 가능한 한 화장을 안 지우고 셀카를 계속 찍으며 버티고 버티다 새벽녘에야 화장을 지우기도 하고 말이야.

어느 날 문득 "왜 꼭 화장하고 가야 하는 거지?" 하는 생각이 들었어. 그 질문에 대한 답은 주변의 목소리가 대신해 주었어. "화장은 예의 아냐?"

우리 한번 생각해 보자. 너도 태어나자마자 화장을 한 건 아니었어. 태어나 보니 선생님이나 엄마, 이모 등 주변 여자들이 화장을 하고 있었고, 가지고 놀던 장난감도 인형의 메이크업 세트 같은 게 흔했을 거야.

미디어 속 여자들도 마찬가지야. 하나같이 예쁜 화장을 하고 나오고, 절대 쌩얼을 보여 주려 하지 않는 모습이 당연한 것처럼 나오기도 했지. 심지어 「겨울왕국」의 엘사는 그 어떤 역경에도 지워지지 않는 '착붙 아이섀도'를 하고 있었고 말이야.

주변 친구들이 하나둘씩 화장을 하니까 나도 해야겠다는 마음이 생겼을 거야. 화장한 내 모습이 마음에 들기 시작하면서 점점 더 화장에 익숙해졌겠지. 그렇다면 너는 진짜로 스스로 화장을 선택한 것일까?

많은 여성이 외모 강박을 느껴. 여성의 가장 중요한 덕목 중 하나가 외모라고 말하는 사회에 살고 있기 때문이야. 여성이 평범한 방법으로 도달할 수 없는 이상적인 외모를 계속 갈망하도록 만들지. 화장을 하면 할수록 더 많은 기술을 익히고 더 다양한 화장품을 사는 것처럼 말이야.

이런 것들은 마치 너의 가치가 외모에 있는 것처럼 만들어. 그래서 외모 자체가 자신감이나 자존감이 되기도 하지. 네가 화장을 하지 않고는 학교에 못 가겠다고 한 이유는 아마 여기에 있을 거야.

지금 이 고민에 나름의 답을 하는 나도 화장하지 않은 자연스러운 모습을 즐기지는 못해. 그래도 가지고 있던 화장품을 다 버리고 화장하지 않는 날을 늘려가면서 조금씩 익숙해지려고 노력 중이야.

그래서일까? 이제는 거울을 봐도 화장으로 고치려고 했던 짝짝이 눈꼬리에 더 이상 신경 쓰지 않게 되었어. 물론 아직도 화장한 게 더 예쁘다고 생각하긴 하지만 말이야.

너에게 당장 화장도 하지 말고 네 쌩얼을 사랑해야 한다고 말하지는 않을 거야. 그건 내가 말한다고 될 일이 아니거든.

다만 화장을 하든 하지 않든 그 모습 모두가 너라는 사실을 기억했으면 해. 또 그 두 가지 모습이 다르다고 생각하게 된 건 너의 생각이나 선택이 아닌 사회적인 이유도 있었다는 걸 알려주고 싶어. 마치 내가 "화장은 예의"라는 말에 여전히 결혼식에 갈 때 평소와 다르게 화장을 하는 것처럼 말이야.

나도 성형하고 싶어

여름방학 끝나고 친구를 만났는데 수술로 눈꼬리를 교정했더라고. 나도 콧방울이 너무 넓어서 조금 줄이고 싶어. 눈 앞꼬리도 좀 더 뾰족하고 이쁘면 좋겠고. 칼 대는 게 조금 무섭기는 하지만, 그래도 예뻐지고 싶은 걸 어떡해.

#성형수술 #예뻐질래 #신체발부수지부모?

나도 중·고등학생일 때는 내 턱이 너무 싫어서 '양악 수술'을 500번 넘게 검색한 것 같아. 그런데 너무 위험하고 비싸다길래 실천하지는 못했어.

그런데 언제부터인가 미디어에 나와 비슷한 턱을 가진 연예인들이 등장하기 시작하더니 이런 모양의 턱을 '귀족턱'이라고 부르더라? 그래서 그 뒤로 어떻게 되었느냐고? 당연히 나는 내 턱을 좋아하게 되었어. 이렇게 미디어 하나에 휘둘리는 모습이라니….

외모와 관련한 부분은 정말 미디어의 영향을 떼어 놓을 수가 없어. 고양이눈, 강아지눈, 브이라인 얼굴, 달걀형 얼굴 등등 그때그때 유행하는 신체 모양이 따로 있어. 우리는 그런 걸 보면서 내 턱도 브이라인이기를, 내 눈도 앞뒤가 쫙 트인 고양이 눈이기를 바라게 되는 거야.

성형에 관한 생각은 사람마다 달라. 그렇지만 우리나라가 외모에 대한 관심이 지나치게 높다는 것도 사실이야. 얼굴의 단점을 커버하는 다양한 방법이 검색만 하면 좌르륵 나오고, 간단한 수술은 '시술'이니 '쁘띠수술'이니 하면서 기본으로 여기기도 하지. 그런 사회에서 성형은 좋은 외모를 얻을 수 있는 가장 빠른 길인 거지.

그런데 참 이상하게도 성형을 하고 나면 기를 쓰고 성형하지 않은 척을 해. '신체발부수지부모'라는 유교적 사상 때문일까? 내 돈과 시간을 들여 만든 귀한 얼굴인데도 마치 타고난 것처럼 보여야 진짜 인정을 받을 수 있는 거야.

외모 때문에 스트레스를 받아서 성형을 생각했다면 해야지. 나보다 훨씬 더 많이 너의 얼굴에 대해 고민했을 테니까. 대신에 성형을 함으로써 네가 만족감을 얻기를 바라.

가끔 성형을 하고도 오히려 자존감이 낮아지고 외모에 더 만족하지 못하는 사람들이 있더라. 성형으로 해결될 문제가 아니라 마음이 치유되어야 할 문제였다는 거지.

소녀들의 섹슈얼리티

코를 어떻게, 눈을 어떻게, 턱을 어떻게 고치고 싶다는 생각이 들었다면 일단 한번 고민해 보자. 왜 성형 수술을 하고 싶다는 생각이 들었을까? 혹시 누군가 "너는 코만 하면 진짜 예쁘겠다." 같은 말은 했을까? 그래서 그 말이 계속 신경 쓰여서 거울을 보면 코밖에 보이는 건 아닌지 생각해 보면 좋겠어.

물론 너의 주변뿐 아니라 자주 보는 SNS도 마찬가지야. 특정한 모양의 신체가 예쁜 거라고 계속 말하는 미디어들을 보다 보면 네 무의식에 그 주장이 자리하게 될 거야.

무슨 말이냐고? 이렇게 생각해 보면 이해가 쉬울 거야. 무인도에 사는 사람이 성형하고 싶다고 생각할까? 이제는 내 말이 무슨 뜻인지 잘 알 거야.

우리는 다른 사람의 모습을 보면서 함께 살아가고 있어. 그래서 다른 사람과 널 비교하게 될 수 있어. 나한테 없는 걸 부러워하기도 하고, 그래서 속상하고 우울할 수도 있지.

그래도 이건 알았으면 좋겠다. 성형은 단순히 예뻐지고 싶다는 너만의 욕망이 아니라 이를 부추기는 사회의 영향도 있다는 걸.

탈브라 하고 싶긴 한데…

브래지어 입고 밥 먹으면 체할 것처럼 답답해. 그런데 우리 학교 교복은 셔츠가 얇거든. 브래지어를 안하면 티 날 거 같아서 차마 시도를 못 하겠어. 편한 브래지어나 브래지어 안 해도 티가 나지 않는 방법을 알고 싶어.

#브래지어 #답답해 #노브라 #탈브라

와이어가 흉통을 압박하고, 가슴이 크면 끈이 어깨를 눌러서 살이 쓸리고, 검은색을 입었다고 학교에서 벌점을 받기도 하는 브래지어. 집에 들어가면 바로 훅을 풀고 자유를 만끽해야만 되는 그 브래지어는 사실 너만 괜찮다면 하지 않아도 되는 속옷이야. 그렇지만 많은 사람이 브래지어를 할지 말지 많이 망설여.

특히 여름이 되면 옷이 얇아지니까 브래지어를 안 하고 싶어도 누군가 볼까 걱정되어서 브래지어를 하게 되는 거 같아. 그래서 다양한 모습의 브래지어가 나오는가 봐.

당장 노브라로 다니는 것이 너무 도전처럼 여겨진다면 다양한 형태의 브래지어를 입어 보면서 점차 익숙해지는 건 어떨까?

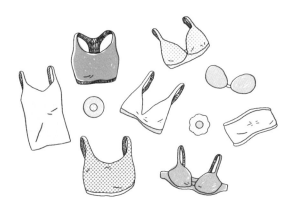

와이어가 없는 브래지어와 브라렛이 요즘 가장 인기 있는 브래지어인 것 같아. 와이어가 없으면 갈비뼈를 누르는 압박감이 사라져 조금 더 편안함을 느낄 수 있지.

누브라나 니플패치는 가슴에 땀이 나면 떨어질까 봐 약간 걱정되기도 하지만 흉통을 조이는 느낌이 없어서 편하지. 수영복을 입거나 오프숄더 의상을 입을 때 주로 착용해.

캡나시는 내가 제일 즐겨 입는 속옷이야. 일단 가슴을 조이지 않고 캡나시 하나만 입어도 괜찮은 게 가장 큰 장점이지. 물론 나한테 맞지 않은 사이즈의 경우 몸을 앞으로 숙였을 때 가슴이 훤히 보일 수 있으니 사이즈를 잘 확인하도록 해!

운동할 때는 반드시 스포츠 브라를 착용해서 가슴의 흔들림을 잡아 주는 게 중요해. 가슴 근육이 다칠 수도 있고 목이나 어깨에 영향을 주기도 하니까!

하지만 큰 활동을 하지 않는 일상생활이라면 너의 활동을 제약하지 않는 범위 내에서 다양한 브래지어를 입어 보면 좋겠지?

아니면 아주 과감하게 두꺼운 옷이나 유두가 드러나지 않는 색상의 옷을 입는 것으로 노브라를 시작할 수 있어! 그렇게 다니다 또 어느 날은 네가 입고 싶은 옷에 맞추어 브래지어를 할 수도 있고 말이야.

브래지어는 분명 네가 착용할지 말지 선택할 수 있는 속옷이지만, 눈치를 주는 사회 때문에 완벽하게 탈브라를 하라고 말할 수는 없어.

그렇지만 좀 더 자유롭게 만들어 줄 다양한 속옷이 있다는 걸 알았으면 좋겠어. 그로 인해 너의 선택지가 넓어지면 정말 좋겠다!

다이어트해도
원하는 만큼 살이 빠지지 않아

다이어트한 지 좀 됐는데 살을 더 빼고 싶어. 옷을 입었을 때 라인이 잘 보일 만큼 마르고 싶거든. 효과 좋은 다이어트 방법 없을까? 더 빨리 살을 빼고 싶어.

#다이어트 #다이어트꿀팁 #프로아나

이런 질문에 "살 빼지 않아도 괜찮아.", "성장기에는 잘 챙겨 먹어야지." 같은 답변은 하지 않을게. 그걸 몰라서 질문한 게 아닐 테니까. 어떤 식으로 다이어트를 하고 있는지 안다면 좀 더 적극적으로 무언가를 알려 줄 수 있을 텐데….

일단은 정석적인 다이어트 방법부터 말해 볼까?

0. 다이어트 기간을 최소 4주 이상으로 잡기 ★★★

1. 물 자주 마시기

2. 균형 잡힌 식단(탄수화물, 단백질, 지방의 비율)을 채소와 함께 적정 칼로리에 맞게 세 끼 챙겨 먹기. 만약 필요하다면 식단 어플 사용하기

3. 마그네슘과 비타민 B, D 영양제 챙겨 먹기

4. 섭취한 칼로리보다 조금 더 움직이기. 운동이라면 더 좋지만 무

리하지 않기

5. 탄수화물 섭취가 너무 적으면 오히려 살이 빠지지 않으므로 적정량
   은 꼭 섭취하기

6. 무작정 굶으면 수분과 근육만 빠지고 요요가 오기 쉬우니 절대 금지!

7. 인터넷에 떠도는 연예인 다이어트 식단 따라 하지 않기.

8. 다 아는 내용이었다면 다른 극단적인 방법을 생각하지 말고 이 내
   용을 꾸준히 실천하기

그런데 왜 살을 더 빼고 싶은 건지 궁금하기는 하네.

혹시 여자는 50kg이 넘으면 안 된다는 말을 들었니? 아니면
44 사이즈에 도전하는 건가? 입고 싶은 옷이 살을 빼야만 입을
수 있는 옷이었을까? 아이돌 몸무게를 보고 내가 너무 뚱뚱하
다고 생각했니? 아니면 친구들이 다들 다이어트를 해서 덩달아
하게 됐니?

가끔 충분히 마른 몸매인데도 살을 더 빼고 싶다고 말하는
친구들을 보면 속상하기도 해. 살을 빼려는 동기가 정말 건강과

관련한 것이 아니라면 보통은 사회적인 이유가 많으니까.

여성은 말라야 한다는 사회의 압박, 앞다투어 이야기하는 아이돌들의 다이어트 식단, 이쯤 되면 강아지 옷이 아닐까 싶을 정도로 작게 나오는 기성복들, 여성을 타깃으로 한 다양한 다이어트 시술 등등이 있지.

여성이 살찌지 못하도록 압박하는 이 사회가 너에게 살을 뺄 수밖에 없다고 생각하도록 만든 건 아닌지 고민이 돼.

너도 고민해 보면 좋겠다. 살을 빼고 싶다는 생각이 들게 만든 이유가 무엇인지, 나는 왜 현재의 내 몸에 만족하지 못하는지 말이야.

나는 네 다이어트를 무조건 반대하지 않을 거야. 44 사이즈가 되고 싶은 네 바람도 이해하고 말이야.

다만 네가 살을 빼고 싶은 이유가 어딘가에서 들은 여성의 몸에 대한 고정관념이나 지하철역에서 보았던 다이어트 시술 등에 있다면, 다이어트 자체가 온전한 너의 선택이 아닐 수도 있음을 기억하면 좋겠어.

다이어트를 함으로써 너의 만족감만을 채우는 게 아닐 수도 있다는 걸 안다면 너 자신을 해치는 다이어트는 스스로 하지 않을 거야.

여자가 근육이 있으면 별로겠지?

나는 다리에 근육이 좀 있는 편이라 다리가 드러나는 옷은 잘 안 입거든. 매끈한 다리가 아니라서 그런지 거울로 볼 때마다 좀 별로인 것 같은데 다른 사람들 눈에도 그렇게 보일까? 나도 하늘하늘한 옷이 입고 싶은데, 다리 근육 때문에 자꾸 신경 쓰여.

#여자근육 #근수저의길 #다리알통

혹시 너는 타고난 근수저? 아니면 운동을 열심히 하니? 정말 부럽다! 부러움은 일단 내려두고 질문에 대답해 볼까?

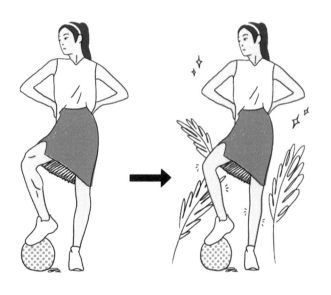

소녀들의 섹슈얼리티

전 국가대표 피겨 선수 김연아의 모습 중 미디어가 최선을 다해서 지우는 모습이 있어. 그건 바로 피겨 선수라면 반드시 있을 수밖에 없는 흰 종아리와 허벅지·종아리 근육이야.

미디어는 여성의 몸에 근육이 있다는 걸 자꾸만 지우려고 해. 그래서 미디어를 통해 우리가 보는 여성의 몸은 군살도 없지만 근육도 드러나지 않는 몸인 경우가 많지.

어떤 드라마를 보니 굉장히 힘센 여성 캐릭터임에도 배우는 작고 마르기까지 하더라. 힘이 세도 그 모습이 체형으로 드러나지 않기를 바라나 봐. 게다가 운동하는 여성의 모습을 자주 조명하지도 않으니 근육이 드러나는 여성을 볼 기회가 많지 않지.

마블 영화 「토르: 러브 앤 썬더」의 여자 주인공 역을 맡은 배우 나탈리 포트먼은 비건을 지향하는데, 극 중 역할 때문에 도넛을 먹으며 근육을 늘렸다는 기사를 봤어.

그런데 그거 아니? 여자는 남자보다 근육을 늘리는 게 더 힘들다는 거? 이전 영화에서 그 배우가 어떤 몸매였는지 알기 때문에 근육이 보이는 그 모습에 경외감마저 들더라.

요즘 나는 어깨와 팔 근육을 더 크게 만들기 위해 열심히 운동하고 있어. 열심히 해서 만든 근육은 눈에 잘 보일수록 더 뿌듯하더라. 또, 하체 운동을 열심히 했더니 오래 걸으면 아프던 발목이 더 이상 아프지 않고 오래 서 있어도 허리가 아프지 않게 되었어.

물론 하루아침에 생긴 변화는 아니야. 또 이렇게 열심히 운동해도 눈에 단번에 띄도록 근육이 보이지도 않지. 그렇지만 근육이 어떤 식으로 날 이롭게 하는지 하루하루 체감하는 중이야.

근육은 뼈를 다치지 않게 보호하고 건강을 유지하는 데 도움을 줄 거야. 무거운 것을 들 수 있고 빨리 달리게 할 수도 있지. 네가 운동을 더 잘하도록, 일상에서도 덜 지치도록 도와줄 거야.

그럼에도 불구하고 근육이 눈에 띄는 게 신경 쓰이고 걱정된다면 이 걱정이 어디서부터 온 건지 한번 점검해 보면 좋을 것 같아.

여 성 청 결 제 를
쓰 는 게 더 좋 을 까 ?

요즘 여성 청결제 광고를 많이 하잖아. 비누로 거품
내서 사용하면 안 되는 건가? 일반 비누를 쓰면 뭔
가 안 좋은 건 아닐지 조금 걱정이 되기도 해.

#여성청결제 #여성청결제효과 #비누는안돼?

일반 비누나 바디워시는 알칼리성이기 때문에 약산성이어야 할 질의 ph 환경을 망가뜨릴 수 있어. 이런 사실 때문에 예전보다 여성 청결제에 관한 관심이 높아졌나 봐.

또, 여성 청결제뿐만 아니라 남성 청결제도 나오는 걸 보면 확실히 사회 전체적으로 성기 건강과 청결에 관한 관심도 높아진 것 같지? 그렇다면 이런 전용 청결제 사용은 진짜 괜찮은 걸까?

일단 여성 청결제는 외음부에 사용하는 의약외품, 그러니까 화장품에 해당해. 잘못 사용하면 피부 병변이나 가려움 등의 부작용이 발생할 수 있어. 그래서 대부분의 여성 청결제 제품들이 '순한 제품'을 강조하여 광고하는 걸 보면 알 수 있지.

물론 순한 성분도 중요하지만, 제품의 전체 성분을 유심히 살펴보고 질 내 산성도를 해치지 않을 제품을 선택하는 게 좋아.

그런데 여성 청결제를 왜 사용하려는 건지 물어봐도 될까? 혹시 질 분비물이 많아졌니? 아니면 평소와 다른 냄새가 나거나 간지럽니?

만약 이런 증상들이 생겨서 여성 청결제를 사용해 보려는 거면, 먼저 병원에 가서 진료를 받아 보면 좋겠어.

냄새를 없애고 꽃향기가 나게 해 준다는 광고를 보면 혹할 수 있어. 하지만 원래 음순은 산성을 띠기 때문에 시큼한 냄새가 나는 게 정상이야. 억지로 다른 냄새를 나게 하는 것이 과연 건강에 도움이 될까?

우리의 눈, 코, 입 등은 외부의 이물질로부터 신체를 보호하고 본래 상태를 유지하려는 과정에서 다양한 분비물이 나온다는 걸 알지? 질 분비물도 마찬가지야.

배란기나 월경 전후에는 이 분비물의 양이 달라질 수도 있어. 질이 자정하기 위해 나타나는 반응을 여성 청결제로 임의로 조절하면 안 된다는 걸 알고 있으면 좋겠어.

　다음의 음순 이미지를 함께 보자. 음순 이미지를 잘 보면 알 겠지만, 소음순과 대음순 사이에 틈이 있어. 그렇기 때문에 흐 르는 물에 30초 이상 대음순과 소음순 사이를 씻고 완전히 건 조한 상태로 속옷을 입는 게 중요해.

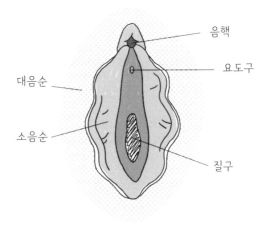

　하지만 질 속으로 손가락이 들어가지 않도록 조심해야 해. 물론 손을 깨끗하게 씻고 음순을 씻겠지만, 그래도 손톱 사이

소녀들의 섹슈얼리티

세균이 질 속으로 들어갈 수도 있고 손톱에 의해 질 벽이 다칠 수도 있거든.

앞에서 말한 것처럼 질에는 자정 능력이 있어. 청결하게 관리하겠다는 생각에 질 속에 물을 넣거나 손을 넣어 씻을 필요는 없다는 거야.

이제 건강한 성기 관리를 위한 방법으로 여성 청결제를 꼭 사용해야 할지는 스스로 선택할 수 있겠지?

생리통이 너무 심해서
학교도 못 가겠어

어제도 오늘도 생리통 때문에 학교를 조퇴했어. 너무 아픈데 여성병원에 가기는 두렵고, 아플 때마다 진통제를 먹자니 내성이 생길까 봐 걱정되어서 못 먹겠어. 생리할 때마다 너무 아프니까 병인가 싶어 걱정이 많이 되는데도 말이야….

#월경 #생리통 #진통제 #생리통꺼져

생리(월경) 시작 직전~직후부터 48~72시간 정도 이어지는 생리통(월경통)은 여성에게는 흔한 통증이라고 할 수 있어.

일반적으로 월경하는 동안에는 자궁(포궁)이 수축하기 때문에 통증이 발생할 수 있어. 통증의 정도는 주관적이어서 같은 정도로 수축해도 어떤 사람은 더 아프고 어떤 사람은 덜 아플 수도 있지. 하지만 학교에 가기 힘들 정도의 통증이라면 여성병원에 가서 원인을 제대로 알아보는 게 좋아. 특히 진통제를 먹어도 효과가 나타나지 않는다면 더더욱 말이지.

월경량이 과도하게 많거나, 자궁내막증이나 자궁 종양 등의 질병에 의해서 월경통이 심해지기도 하거든. 이렇게 뚜렷한 이유의 월경통을 방치하면 자궁과 관련한 문제가 악화될 수 있어.

그러니 만일을 위해 꼭 병원에 가서 초음파나 내시경 등의 검사를 받아 보기를 바라. 제대로 원인을 알고 치료하는 건 무척 중요하거든.

알아두면 좋은 습관

월경통은 프로스타글란딘 같이 자궁 통증을 유발하는 호르몬에 의해 생기는 경우가 많아. 이 호르몬이 많이 나오도록 하는 음식(밀가루, 인스턴트 등)의 섭취를 줄이면 좋겠지?

평소 혈액 순환을 돕는 가벼운 운동(스트레칭, 조깅, 요가 등)을 해 두면 자궁으로 흐르는 혈류의 순환을 유지시키기 때문에 월경통을 줄이는 데 도움이 될 수 있어.

두 번째와 같은 이유로 배를 따뜻하게 하는 찜질이나 따뜻한 물 마시기도 도움이 돼!

몸이 딱히 아픈 건 아닌데 건강한 것도 아닌 '그레이존'에 있는 때가 있어. 이런 경우에 월경통이 더 심하게 나타날 수 있겠지? 네 몸을 그레이존에서 건강한 영역으로 옮길 수 있는 진부하지만 꼭 지켜야 할 생활 습관들이 있어. 규칙적이고 충분한 수면 시간, 균형 잡힌 식사, 꾸준

한 운동을 실천해 보자.

병원에서 피임약 복용을 통해 월경량을 조절하고 월경통을 줄이는 방법을 권할 수도 있어. 피임약을 병원에서 구매하는 경우엔 의사의 설명을, 약국에서 구매하는 경우엔 약사의 설명과 복용 설명서를 꼭 참고해서 올바르게 복용해야 해!

진통제는 월경통 증상에 따라 다르게 복용할 수 있어. 다음의 표를 참고해 줘. 아, 참! 월경이 규칙적이라 주기를 예측할 수 있는 사람이라면 월경 시작 예정일 전날 소염진통제를 미리 먹으면 통증 완화에 도움이 많이 될 거야!

월경통	제품명	성분
허리 통증	이지엔	덱시부프로펜
부종, 유방통	이지엔6이브	이부프로펜
	펜잘 레이디	이부프로펜
	우먼스 타이레놀	아세트아미노펜
복통	그날엔	이부프로펜, 카페인
설사	부스코판 플러스	아세트아미노펜
두통, 미열	게보린	아세트아미노펜, 카페인
위장 보호	이지엔6프로	덱시부프로펜
	펜잘 레이디	이부프로펜
심한 통증	이지엔6스트롱	나프록센

생 리 대 말 고
다 른 생 리 용 품 에 대 해 알 고 싶 어

난 이때까지 일회용 생리대만 사용했는데 요즘엔

생리컵이나 천생리대를 쓰는 사람이 많은 것 같더라

구. 그걸 쓰면 뭐가 좋고 뭐가 불편한지 궁금해. 만

약 주의 사항이 있다면 알려 줘~

#일회용생리대 #천생리대 #생리컵 #월경용품

월경 용품은 일회용 생리대(월경대) 외에도 정말 다양해.

먼저 질 내에 삽입하여 사용하는 월경 용품이 있어. 질 내에 삽입하는 월경 용품은 월경 중에도 물놀이를 즐길 수 있다는 장점이 있지. 사용해 본 적이 없다면 질 내에 무언가 있다는 이물감이 느껴지지는 않을까 걱정할 수도 있을 텐데, 설명서대로 정확한 위치에 삽입되면 불편감이 느껴지지 않을 테니 한번 도전해 봐! 네가 다양한 월경 용품을 시도해보고 네 취향과 상황에 따라 적절하게 선택해서 사용하길 바라. 잘 맞는 월경 용품을 찾게되면 월경에 대한 불편함이 많이 해소될거야!

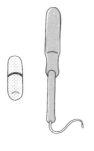

(좌) 디지털탐폰(핑거탐폰)
(우) 탐폰

지역에 따라 다를 수 있지만, 편의점이나 마트에서 가장 쉽게 구매할 수 있는 제품으로는 탐폰이 있어. 탐폰도 월경대처럼 월경량에 맞추어 사이즈를 선택할 수 있어. 탐폰에는 질 내 삽입을 편리하게 도와주는 어플리케이터가 함께 들어있어서 초보자도 쉽게 착용할 수 있어. 익숙해지면 어플리케이터가 없는 디지털탐폰(핑거탐폰)을 시도해봐도 좋아. 탐폰을 사용할 때 일회용으로 버려지는 어플리케이터 때문에 마음이 불편하다면 다회용 어플리케이터를 사용해서 쓰레기를 줄이는 방법도 있어.

탐폰은 질 내에 삽입한 흡수체가 월경혈을 흡수하기 때문에 얼마나 흡수했는지 눈으로 확인하기 어려워. 그래서 교체 시간을 맞추기 위해 자신의 월경량을 잘 파악하고 있는 게 좋아.

탐폰을 사용할 때 반드시 지켜야 할 점이 하나 있는데, 탐폰을 8시간 이상 사용하지 않도록 신경 써야 한다는 거야. 드물게 부작용으로 독성쇼크증후군이 발생할 수 있거든. 또 탐폰은 물에 녹지 않으니까 반드시 휴지통이나 위생용품함에 버리도록 해.

탐폰을 질에서 뺄 때는 탐폰에 달린 실을 살살 잡아당기면서 빼면 돼. 실만 빠지는 일은 없지만, 혹시 그런 일이 생겨도 너무 당황하거나 걱정하지 마. 질에 힘을 주면 탐폰이 빠지기도 하고, 병원에 가도 안전하게 제거할 수 있으니까!

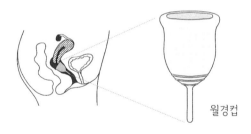

월경컵

질 내에 삽입하는 월경 용품으로는 탐폰 외에 월경컵이라는 게 있어. 월경컵이라는 건 좀 낯설 수 있는데, 인터넷이나 헬스&뷰티 스토어 등에서 구매할 수 있어.

질 입구에서부터 포궁 경부까지의 길이를 알면 네 몸에 더 잘 맞는 월경컵을 살 수 있을 거야. 아! 포궁 경부까지의 길이를 재는 방법은 깨끗하게 씻은 중지를 질 안에 넣어서 질구까지의 마디 길이를 확인하는 방법과 병원에 가서 재는 방법이 있어. 물론 월경컵 구매만을 위해 굳이 병원에 갈 필요는 없어.

처음엔 질 내에 월경컵을 넣고 지내는 게 익숙하지 않아서 불편할 수 있어. 이럴 때는 월경 첫날부터 사용하는 것보단 3일 차 정도에 시도하며 천천히 월경컵과 친해지는 게 좋아.

삽입 후 몇 시간이 지난 월경컵은 꺼내어 깨끗한 물에 씻은 후 다시 질에 삽입하면 돼. 한번 삽입한 월경컵은 최대 12시간까지 하고 있어도 괜찮다고 하니까 밖에 있는 동안 신경 쓰지 않아도 된다는 장점이 있지. 처음 월경컵을 시도한다면 가장 작은 사이즈, 말랑거리는 제품을 사용하는 걸 추천해.

대부분의 월경컵은 10년까지 사용할 수 있을 정도로 수명이 길다고 해. 의료용 실리콘이라 인체에 무해하지만 질 내에 삽입하는 것이니 소독을 잘해서 청결에 신경 써야겠지? 끓는 물에 월경컵을 넣어 열탕소독을 하는 방법이 가장 효과적이야.

이번엔 질 내 삽입이 아닌 체외형 월경 용품에 대해 알려 줄게!

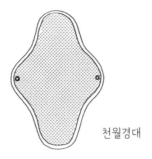

천월경대

천월경대는 일회용 월경대처럼 생겼어. 하지만 면으로 만들 었기 때문에 3년 정도 사용할 수 있는 다회용 월경 용품이야. 일 회용 월경대를 사용했을 때 피부 발진이 생기거나 월경통이 심 해지는 경우에 천월경대를 사용하면 호전되는 경우가 많아.

천월경대의 사용 방법은 일회용 월경대와 똑같아. 팬티 위 에 올려놓고 월경대의 날개 똑딱이 단추를 바깥쪽으로 잠그 면 돼. 천월경대도 크기에 따라 흡수량이 다르기 때문에 월경 대 교체 시간을 잘 맞춰 줘야 해. 천월경대를 빨래할 때는 찬물 에 30분 정도 담가 두었다가 하면 좋아. 뜨거운 물은 절대 금물 이야!

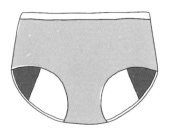

월경팬티

월경팬티는 팬티처럼 입을 수 있는 월경 용품이야. 팬티 위에 월경대가 붙어 있는 모양이라고 생각하면 조금 더 이해하기 쉬울 거야. 수면 중에 월경이 새는 사람들은 월경 팬티를 입고 자면 더 이상 이불에 묻은 월경혈을 지우느라 고생하지 않아도 돼! 방수 처리가 되어 있으니까 밤새 걱정 없이 푹 잘 수 있겠지?

월경팬티도 3년 정도 사용하는 다회용 월경 용품이고, 천월경대와 마찬가지로 빨래를 하기 전에 30분 정도 찬물에 담가두면 편하게 빨래할 수 있어!

PMS가 뭐야?

요즘 생리하기 전에 배가 아프거나 식욕이 엄청 늘어나는 그런 것들을 PMS라고 부르던데, 정확히 PMS가 뭔지 궁금해. 혹시 꼭 치료받아야 하는 병일까?

#PMS #월경전증후군 #복통 #식욕대폭발

PMS란 Pre-Menstrual Syndrome의 약자로, 월경 전 증후군을 뜻하는 말이야.

월경 전 증후군은 생리 2주 내지 1주일 정도 전부터 시작해서 월경 시작과 함께 사라지는 신체적, 정신적 증상을 말해.

혹시 월경을 시작하려면 꽤 날짜가 남았는데도 가슴이 너무 아프거나, 몸이 붓거나, 식욕이 평소와 다르게 변화하거나, 우울, 불안, 피로감 등을 느끼고, 평소보다 많이 자거나 오히려 잠을 자지 못한 적이 있어?

이와 같은 증상을 겪는 사람이라면 "어떠한 이유로 이런 증상이 있는 거니, 다음과 같이 치료하면 된다!"라고 누군가 속 시

원하게 알려 주었으면 할 거야. 하지만 아직까지 PMS의 정확한 원인은 알려진 바가 없다고 해.

어떤 사람들은 PMS 관련한 물건 등을 팔기 위한 상업적인 수단이나 월경과 관련한 노시보 효과(실제로는 무해하지만 해롭다고 생각하는 선입견 혹은 믿음 때문에 해로운 반응과 영향이 나타나는 것. 여기서는 월경 전 증후군에 대해 상상하고 두려워하다가 실제로 그러한 증상을 경험하게 되는 것을 뜻함)라고 말하기도 해.

하지만 PMS로 고통을 겪고 병원에 방문하는 사람들이 실재하는 한, 이 부분에 관한 연구가 지속적으로 이루어져서 정확한 이유를 알 수 있게 되면 좋겠다.

현재는 월경 전 여러 호르몬에 변화가 생김으로써 몸의 균형이 깨지고 기분장애나 신체 변화가 나타나는 게 아닐까 추측하고 있어.

미국산부인과학회는 PMS를 첫째, 월경 전 5일 동안 생긴 증상, 둘째, 월경 시작 후 4일 이내 사라진 증상, 셋째, 세 번의 월경 주기에서 반복적으로 나타난 증상이라고 정의하고 있어.

그러니 내 몸이 정말로 PMS를 겪고 있는 건지 알기 위해서는 3개월 이상 월경과 관련한 본인의 신체적, 심리적 상태를 기록하고 비교해 봐야 해. 요즘은 다양한 월경 기록 애플리케이션이 편리하게 기록하도록 도와주고 있으니 활용해 보면 간단할 거야.

걱정되는 점이 하나 있다면, 너도나도 PMS를 겪는다고 해서 그냥 참고 넘어가면 안 된다는 사실이야.

실제로 병원에 방문하여 검사를 받고 나니 다른 질병인 경우도 많다고 하니까, 시간에 몸을 맡기지 말고 관심을 가지고 몸의 반응을 잘 살펴보았으면 해.

다음은 PMS에 도움이 된다고 알려진 것들이니 혹시 월경이 다가온다면 시도해 봐. 물론 개인 차가 있을 거고, 시도하자마자 나아지지는 않을 테니 최소 3주기 이상은 해 보기를 바라.

PMS에 도움이 된다고 알려진 것들

칼슘+비타민D   비타민E   마그네슘+비타민B6

항우울제   달맞이꽃 종자유   이뇨제

신체

- 심박동 감지(두근거림)
- 요통
- 유방 팽창 및 통증
- 식욕 변화 및 특정 음식에 대한 식탐
- 변비
- 경련, 중압감 또는 복부 하위의 압박
- 현기증과 같은 어지러움
- 멍이 잘 듦
- 실신
- 피로
- 두통
- 홍조
- 밤에 잠이 들거나 잠자는 상태를 유지하기 어려움과 같은 불면증
- 관절 및 근육통
- 메스꺼움 및 구토
- 손발 저림
- 여드름
- 부종
- 체중 증가

심리적

- 초조
- 불안감
- 혼란스러움
- 통곡
- 우울증
- 집중력 저하
- 정서적 과민증
- 건망증 또는 기억 상실
- 과민성
- 기분 변화
- 신경질
- 급한 성미
- 사회적 고립감

PMS 테스트

잘 씻는데도 가려우면 병일까?

가끔 갑자기 음순이 무척 간지러워서 긁고 싶을 때가 있어. 하지만 집 밖에서는 다른 사람들이 보니까 다리를 배배 꼬면서 간지러움을 참곤 하거든. 솔직히 말하면 피부가 간지럽다기보다는 질구가 가려운 느낌이야. 잘 씻는데도 이런 증상이 있는 게 병일까 봐 걱정이야.

#가려움 #질염 #알레르기인가?

음순이 간지러운 이유는 여러 가지가 있어. 일단 그림을 봐 줄 래? 왼쪽 그림을 보면 음순이 활짝 벌려져있지만, 실제로는 오른쪽처럼 대음순과 소음순이 질구와 요도구를 가려서 잘 안 보여.

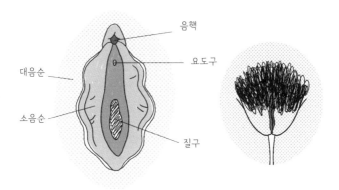

음핵

요도구

대음순

소음순

질구

등이나 겨드랑이 같은 곳도 아무 이유 없이 가려울 때가 있는 것처럼 음순도 마찬가지일 수 있어.

하지만 음순은 습할 수밖에 없는 구조이기 때문에 비교적 피부 질환이 생기기 쉬워. 만약 간지러움이 3일 이상 지속되거나 간지러움과 함께 분비물, 악취 등이 난다면 질염을 의심해 볼 필요가 있어. 질염은 성관계 여부와 상관없이 면역력 저하, 대중목욕탕, 수영장 이용이나 잘못된 비데 사용 등으로 발생하기도 해.

질염도 종류가 다양한데, 가장 흔하게 발생하는 질염은 다음 세 가지가 있어.

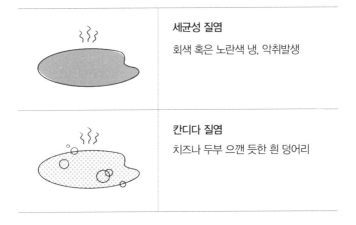

세균성 질염
회색 혹은 노란색 냉, 악취발생

칸디다 질염
치즈나 두부 으깬 듯한 흰 덩어리

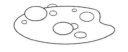

트리코모나스증
거품이 섞인 녹색 혹은 담황색 냉,
악취발생

질염 종류별로 증상에는 조금씩 차이가 있지만, 갑자기 분비물의 양이 늘어나거나 누런색을 띠거나 으깬 두부 같은 질 분비물이 관찰된다면 병원에 방문해서 진료를 받아야 해.

병원 방문을 꺼려서 치료를 차일피일 미루면 만성 질염이 될 수도 있으니 꼭! 병원 치료를 받도록 해!

분비물이 없는데 질이나 음순의 피부 등이 간지러울 때는 바디워시, 비누, 여성 청결제, 콘돔의 고무 등에 대한 알레르기 반응일 수 있어. 이런 경우엔 언제부터 간지러웠는지 생각해 보고 의심되는 것의 사용을 중단함으로써 가려운 원인을 찾아낼 수 있을 거야.

이 외에도 당뇨나 임신 등 다른 질병의 증상이 음순 가려움으로 나타날 때가 있어. 이럴 때는 복합적인 증상(체중 감소,

입덧, 과도한 수분 섭취 등)이 함께 나타나니까 확인해 보는 게
좋아.

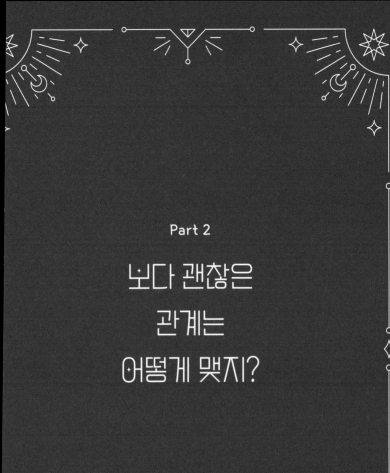

Part 2

보다 괜찮은
관계는
어떻게 맺지?

그 애를 볼 때마다
사랑인지 우정인지 헷갈려

없으면 안 될 것 같은 정말 좋아하는 친구가 있어.

그런데 내가 얘를 사랑하는 건지 아니면 친구로서

좋아하는 건지 헷갈려. 구분할 방법이 있을까?

#친구 #애인 #사랑과우정사이

심리학에서는 사랑과 우정을 명확하게 구분하지 않는다고 해. 이런 걸 보면 사랑과 우정이 많이 닮은 감정이기는 한가 봐.

만약 고민하는 상대방이 동성이라면 이성애 중심인 사회가 동성에게 느끼는 감정을 우정으로, 이성에게 느끼는 감정을 사랑으로 생각하도록 만들기도 하지.

그래서인지 '시간이 흐른 후 생각해 보니 사랑이 아니라 우정이었구나', '우정이 아니라 사랑이었구나' 하고 생각하는 사람들도 종종 있더라구.

사랑과 우정을 구분하는 기준은 네가 사랑을 나누고 우정을 다지는 과정에서 스스로 찾게 될거야. 이런 과정을 이미 지나왔기 때문에 나름의 기준이 있는 사람들한테 사랑과 우정을 어떻게 구분하고 있는지 물어봤어. 여러 가지 대답을 들을 수 있었는데, 함께 볼래?

"사랑은 매일 보고 싶어요. 그런데 우정은 힘들 때 보고 싶더라구요."

"사랑은 소유하고 싶거든요? 우정은 소유하려는 생각까지는 들지 않아요."

"사랑은 섹스를 하고 싶은데, 우정은 성욕을 느끼지는 않아요."

"우정이 지금까지 함께한 시간을 말한다면, 사랑은 앞으로 함께할 시간을 이야기하게 돼요."

"우정은 딱히 마지막을 상상하지 않잖아요? 사랑은 종종 '우리가 헤어지면 어쩌지?'라는 생각이 들어요."

"전 우정과 사랑 둘 다 너무 소중해서 특별히 구분하고 싶지 않아요."

"여전히 잘 모르겠어요. 어떤 친구는 지금의 애인보다 사랑하고 소중하게 여기기도 하거든요."

어때? 다른 사람들의 답변이 너의 생각을 정리하는 데 도움이 좀 되었을까?

어떤 사람과의 관계를 뭐라고 정의해야 할지 고민된다면, 여러 사람의 경험을 토대로 스스로에게 다양한 질문을 해 보는 게 하나의 방법이 될 수 있어. "그 사람과 스킨십이 하고 싶어?" "매일 연락하고 만나고 싶어?" "너의 일과를 다 털어놓고 싶어?"

이미 사랑을 하고 있는 주변인들에게 어떤 걸 사랑이라고 생각하는지 물어보고 너의 마음과 비교해 봐도 좋겠지. 물론 그들의 말이 정답은 아니지만 다양한 관점에서 바라볼 수 있도록 도와줄 거야.

특히 동성 간의 관계를 두고 사랑인지 우정인지 고민하고 있다면 조금 차분하게 마음속을 들여다보면 도움이 될 거야. 너의 마음에 대해서는 너 스스로가 가장 많이 고민하고 들여다봤을 테니까 가장 잘 아는 것도 너 자신일 거야.

그러니 너의 마음에, 감정에 확신을 가지렴.

서운하다고 말해도 될까?

친구에게 서운한 일이 생겼는데 대놓고 말하기가 어려워. 뭐라고 말해야 오해 없이 전달할 수 있을까? 이런 말한다고 나를 피곤하게 여기면 어쩌지? 내 감정을 무시하면 어떡해? 이런저런 걱정 때문에 말하기가 두려워.

#서운 #속상해 #서운한티내도돼?

서운한 마음이나 속상한 마음은 먼지 같아. 그래서 처음에 하나둘 쌓일 때는 크게 불편하지 않지. 그렇지만 그런 마음이 쌓이고 또 쌓이고 몇 번을 더 쌓이면 눈에 보이는 먼지 뭉치가 되거든.

먼지는 후 불면 날아가기라도 하지, 사람 마음은 후 분다고 없어지지 않더라고. 오히려 더 단단한 먼지 뭉치가 되어서 어느 순간엔 상대방을 보는 것조차 불편하게 만들어. 어떤 사람들은 그 불편한 마음 때문에 갑자기 화를 내기도 하고, 아무 말 없이 관계를 끊기도 해.

그러면 상대방은 어떨까? 갑자기 화를 내는 너에게 당황해서 말실수해 버려 너의 화를 더 돋울 수도 있고, 갑자기 끊긴 인연에 당황하며 도리어 너한테 화를 낼 수도 있겠지.

그러니 최악의 상황을 만들기 전에 서운함을 얘기하는 연습을 해 보자. 내 감정만을 말하는 것보다는 객관적인 사실과 내가 원하는 것을 함께 설명하는 것이 좋아. 예를 들어 볼게.

"나 어제 네가 전화 끊을 때 사랑한다고 말하지 않고 '나도'라고 말해서 조금 서운했어. 너도 나를 사랑한다면 앞으로는 사랑한다고 말하면 좋겠어."

"네가 나랑 보기로 한 영화를 다른 애랑 봐서 사실 너무 속상했어. 물론 네가 다른 친구랑 볼 수도 있다는 거 알고 있지만 그래도 서운하더라. 다음엔 나랑 같이 봐."

이렇게나 솔직하게 말해야 하나 싶을까? 그런데 사람들은 정말로 말하지 않으면 잘 몰라. 네가 어떤 일 때문에 어떤 기분이 들었는지, 그래서 혼자 무슨 생각을 했는지 말이야.

물론 이렇게 말하더라도 네 감정이 눈 녹듯이 사르르 녹지 않을 수 있어. 그렇지만 그 서운함이나 속상함은 네가 스스로 해결해야 할 감정이야. 중요한 건 아직 불편함이 남아 있다고 해서 그 감정을 태도로 보여서는 안 된다는 거야.

물론 상대방에게 뭔가를 더 요청할 수는 있지. 앞 상황 같으면 "빨리 사랑한다고 100번 말해!", "오늘 하루만 칭얼거릴 테니까 봐 줘!" 같은 식으로. 하지만 네가 서운한 마음을 말로 표현한 이상 남은 마음은 스스로 잘 다독여 풀어야 한다는 것을 잊지 마!

사 랑 한 다 는 건 어 떤 기 분 이 야 ?

사랑하면 어떤 기분일지 궁금해. 아직 나는 누군가
를 짝사랑해 본 적도 없고 연애도 안 해봤거든. 연
애하는 친구들이 이런저런 이야기를 할 때마다 나도
공감하고 싶어…. 어떤 느낌인지 알려 줘~

#두근두근 #설렘 #사랑에빠지고싶다

트와이스의 노래 「What is Love?」가 생각나는 질문이네. 그 노래의 가사처럼 사랑은 몽글몽글한 기분일까?

누군가는 뛸 듯이 기쁘고 누군가는 구름 위를 걷는 기분일 거야. 평소와 다름없이 평온할 수도 있고, 누군가는 너무 설레어 잠을 못 이루고, 누군가는 앞으로 어떤 일이 있을지 걱정되어서 불안할 수도 있어.

그 사람 생각으로 하루가 도배될 수도 있고, 스스로 조금 더 나은 사람이 되어야겠다 다짐할 수도 있겠지. 매일 롤러코스터를 타는 기분이거나 계속 달달할 수도 있어.

『폭풍의 언덕』, 『오만과 편견』, 『로미오와 줄리엣』, 『브람스를 좋아하세요』, 『젊은 베르테르의 슬픔』 등 인기 있는 고전 문학에서도 모두 다른 사랑의 모습을 보여 주는 걸 봐선 아마 사랑을 하는 모든 사람이 다 다른 감정을 느끼는 게 맞나 봐.

그래서 딱 하나로 정리해서 말할 수가 없네.

속 시원한 정답을 말해 줄 수는 없지만 이 말은 꼭 해 주고 싶어. 네가 사랑을 꼭 경험해 봤으면 좋겠다는 거야. 그게 아이돌을 향한 사랑이든, 연애하고 싶은 사람에 대한 사랑이든, 반려동물에 대한 사랑이든. 그 어떤 종류의 사랑이든 네가 사랑을 경험하고 다양한 감정을 느껴 보면 좋겠어.

사랑을 느끼는 그 순간에 성장할 네가 너무 기대되거든. 나중에 네가 사랑에 빠지게 되면 꼭 알려 줬으면 좋겠다! 늘 응원할게!

고백에 성공할
좋은 방법 알고 있어?

좋아하는 애한테 고백하는 좋은 방법을 알고 싶어.
그냥 돌직구로 좋아한다고 말하는 게 제일 좋은 방
법일까?

#고백법 #고백의기술 #고백하기좋은날

우와! 너 좋아하는 사람이 생겼구나? 그 사람 생각에 밤잠 좀 설쳤니? 그 사람이 자꾸만 아른거려서 공부에 집중이 안 된 적도 있으려나? 아무튼 누군가를 좋아하게 되었다니 정말 축하할 일이야!

좋아하는 그 사람과 더 가까운 관계로 발전하기 위해 '고백'을 준비하는 거 같은데, 먼저 몇 가지 살펴볼 것들이 있어.

☐ 고백하기 전 그 사람과 충분히 대화는 나누어 봤니?

☐ 너는 그 사람을, 그 사람은 너를 얼마나 알고 있니? (기본적인 개인 정보 외 취미나 좋아하는/싫어하는 것 등)

☐ 네가 좋아한다는 사실을 그 사람도 아니?

☐ 그 사람도 너에게 호감이 있어 보이니?

☐ 서로 대화하는 시간이 길어지고 만나려는 횟수도 많아졌니?

☐ 고백하면 상대방이 어떤 대답을 할지 고민해 봤니?

☐ 그 사람은 어떤 타입의 고백 방식을 좋아하는지 알아봤니?

☐ 그 사람과 사귀면 어떨지 예측이 되니?

위 질문들에 모두 "YES!"라는 답변이 된다면 이제 진짜 고백하는 방법을 알아보자.

우선 고백은 '내 감정이 이러니까 나랑 어떤 사이가 되어 보자!'라는 의미가 아니라 '너의 마음과 나의 마음이 어느 정도 확인이 된 거 같은데 우리 조금 더 친밀한 사이가 되어 보지 않을래?'임을 기억해야 해.

그러니 너의 고백이 상대방에게 갑작스럽게 느껴지지 않도록 주의해야 해. 폭탄 던지듯 너의 마음을 전하는 건 고백이 아니라는 얘기야. 너무 갑작스러운 고백은 상대방이 느끼기엔 일종의 폭력이 될 수도 있어.

또 열 번 찍어 안 넘어가는 나무 없다는 심정으로 상대방에게 지속적인 고백을 해서도 안 돼. 만약 그 사람이 거절했다면 그 거절을 받아들일 수 있어야 해. 그게 고백을 한 사람의 의무야.

고백할 때는 네가 상대방에게 어떤 감정을 느끼고 있는지, 그래서 어떤 관계로 발전했으면 좋겠는지 솔직하게 말하는 게 좋아.

만나서 고백할 수도 있지만 직접 얼굴 보고 말하는 것이 너무 떨려서 제대로 전하지 못하겠다면 너의 이야기를 잘 정리한 글이나 통화도 좋아. 솔직한 너의 마음을 잘 전달하고 함께 어떻게 이 관계를 유지하면 좋을지 이야기하면 더욱 좋겠지.

물론 너의 마음을 화려하게 전하고 싶을 수도 있지만, 상대방은 조용한 곳에서 단둘이 있을 때 말하기를 원할 수도 있으니 서로의 성향이나 원하는 고백 방식을 미리 알아두도록 해.

고백을 준비하며 한껏 상기되어 있을 너의 모습이 상상된다! 너의 고백을 응원할게!

나 이 차 이 가 큰 사 람 이 랑
연 애 하 는 게 왜 별 로 야 ?

나는 6살 차이 나는 사람이랑 사귀고 있어. 나는 전혀 문제가 없고 이 사람도 나한테 잘해 주는데 주변에서 너무 걱정만 하니까 좀 불안해. 나이 차이가 많으면 정말 연애하기 안 좋은 걸까?

#나이차이커플 #연상연하

상대방이 나보다 나이가 많으면 당연히 어른스러워 보이고 성숙해 보이고 그게 매력으로 느껴질 수 있어. 이런 이유로 또래보다 연상에게 끌리는 사람도 많고 말이야. 만약 나는 아직 경험하지 못한 것들을 더 많이 경험한 사람이라면 그 매력은 배가 되어 버리고 말지.

게다가 저 언니, 오빠는 어떻게 내가 좋아할 만한 말과 행동을 쏙쏙 골라 하는 건지. 역시 주변 또래들과는 차원이 다른 거 같다는 생각이 들어. 그래서 그런 사람과 연애하면 뭔가 더 배울 수 있을 거 같고, 나도 덩달아 어른스러워진 느낌이 들지.

일단 나는 적어도 20대 후반이 될 때까지는 나이 차이가 큰 사람과 연애를 하지 않으면 좋겠다고 말하는 사람이야.

이유는 간단해. 나이 차이가 크다는 건 서로의 경험치가 그만큼 차이가 난다는 뜻이거든. 그래서 대부분 연애의 주도권이 경험이 많은 사람에게 넘어가게 돼. 주도권이 서로에게 공평하게 있지 않다면 이미 기울어진 관계인데 그 관계를 평등하다고 볼 수 있을까? 평등하지 못한 연애가 과연 괜찮은 걸까?

"내 연인은 나의 의견을 묻고 날 많이 배려해 줘!"라고 답한다면 원래 연애는 그런 거라고 말하고 싶어. 연애는 원래 서로의 의견을 묻고 상대방을 배려해 줘야 해. 게다가 조금 더 경험한 사람이 조금 덜 경험한 사람을 배려하는 건 당연한 거잖아.

앞으로 겪게 될 일에 대해 더 자세히 설명해 주고, 더 많은 선택지를 알려주고, 조금 덜 경험한 사람이 스스로 고민하고 결정할 수 있도록 기다려 주는 게 조금 더 경험한 사람이 할 일이라는 거야.

하지만 대부분의 나이 차가 많은 연인이 이 일을 제대로 하지 않아서 문제가 발생해. 조금 더 경험한 사람이 자신의 속도대로 조금 덜 경험한 사람을 움직이려 하거든.

게다가 나는 아직 자신의 의견을 정리하지도 못했는데 연상의 연인은 왜 이렇게 청산유수로 자기 의견을 말하는지…. 그 말에 설득이 되어 버리면 자신의 욕구나 의지는 들여다볼 새도 없이 연상의 말을 따르게 되는 거야.

가만히 생각해 보자. 만약 지금 네가 15살이라면 6살을 얼마나 설득하기 쉬운지, 10살이 좋아할 만한 말과 행동엔 무엇이 있는지 아주 잘 알 수 있을 거야. 그게 바로 경험의 차이거든. 그런데 그 차이가 성인과 청소년으로 벌어지게 된다면 어떻게 될까?

대부분 교복을 입는 청소년과 교복을 입지 않는 성인, 대부분 정해진 시간에 등교하는 청소년과 자신이 선택한 일과를 보내는 성인, 돈을 벌기 어려운 청소년과 돈을 벌기 비교적 쉬운 성인.

이 차이는 나이 차이가 클수록 더 벌어지겠지? 서로 다른 생활 패턴 때문에 싸우는 성인들도 많은데 청소년과 성인은 오죽할까?

나는 네가 또래를 만나 비슷한 경험을 하고 차근차근 경험치를 쌓아가면 좋겠어. 그동안 너의 취향과 욕구에 대해 알아가는 시간을 가졌으면 좋겠구.

　　관계의 실패를 겪기도 하고, 성인이 볼 때는 뭐 그런 이유로 싸우나 싶은 걸로 감정 소모를 하기도 하고, 비슷한 감정의 깊이를 공유하며 연애를 했으면 좋겠어. 비슷한 생활을 하고 비슷한 고민을 나누면서 연애의 기술을 터득해 갔으면 좋겠어.

　　그래도 네가 나이 차이 나는 상대방이 좋다면…. 너 어디 사니? 내가 도시락 싸 들고 따라다니면서 널 뜯어말리던가 해야지!…는 농담이구.

　　만약 그렇다면 꼭 기억해. 상대방은 널 배려해야 하는 사람이야. 널 기다려야 하는 사람이고. 그 사람이 너에게 "네가 아직 잘 몰라서", "막상 해 보면 좋을 거야" 같은 말을 한다면 널 기다려 주지 않다는 거니까, 그런 관계는 멈추길 바라.

어떻게 하면 연애를 잘할 수 있어?

지금까지 연애를 여섯 번 정도 했는데 매번 3개월을 못 넘기고 헤어지고 있어. 헤어질 때마다 나만 서운한 걸 말하고 이별을 해서 오히려 내가 문제인 건지 고민도 돼. 도대체 오랫동안 연애하는 사람들은 어떻게 하는 거야?

#연알못 #연애잘하는방법

만나고 헤어지는 게 왜 이렇게 힘든 건지, 사랑의 기술을 알려 주면 좋겠다 싶지? 친구와 사이좋게 지내는 법은 배운 것 같은 데 애인과 잘 지내는 방법은 왜 아무도 안 알려주는 건지….

일단 제일 중요한 사실을 하나 알려줄게. 혹시 남자와 여자의 사랑이 다르다 믿고 있다면 이것부터 깨자!

예를 들어 볼게. '여자는 성적인 열정이 생기기까지 시간이 오래 걸리지만 남자는 처음부터 성적인 열정을 느낀다' 같은 말이나 '남자는 정복하는 걸 좋아하니까 여자는 쉽게 마음을 열어서는 안 된다'는 이야기 말이야. 만약 이 이야기가 진실이라면 동성끼리 연애하면 평생 싸우지 않아야 하는데, 그렇지 않잖아?

사랑에 관한 조언을 할 때 성별에 따라 그 내용이 달라질 때가 종종 있기는 해. 그렇지만 그건 그 사람이 여성이거나 남성이어서가 아니라, 그 성별로 길러져 온 탓에 그런 경향이 있다는 걸 고려한 조언이야.

같은 성별이어도 살아온 환경과 문화에 따라 경험한 것이 다르고 각자가 가진 개성이 다르다는 걸 생각해서, 그 모든 조언이 맞지 않을 수 있다는 것도 기억해야 해.

네가 좋은 사람인 걸 잊지 않으면 돼.

너 스스로를 사랑하라는 게 너무 진부한 이야기라는 걸 잘 알고 있지만, 자기가 자기를 사랑하지 않으면 타인의 사랑을 긍정적으로 바라보기 힘들거든. '왜 이런 나를 좋아하는 거지?'라고 생각하는 순간 연애는 순탄할 수 없어.

연애할 땐 기본적으로 소통을 많이 해야 해. 나는 어떤 생각을 하고 있고, 어떤 걸 원하는지, 상대방에게 바라고 기대하는 것은 무엇인지.

말하지 않았으면서 먼저 알아서 해 주기를 원하면 안 돼. 또 반대로 상대방이 요구하지 않은 일을 해 놓고서 그 사람이 알아주지 않았다고 서운해하면 안 되겠지? 이런 경우엔 상대방이 내가 원하는 방식대로 사랑해 주지 않는다고 화내기도 하는데 결국 이별과 가까워지는 일이라는 걸 잊지 마.

또한 모든 행동에 의미를 부여하거나 혼자서 예상하고 단정 짓지 않아야 해. 예를 들면 '왜 그렇게 문자를 보냈을까', '왜 내 카톡을 읽지 않는 걸까', '왜 카톡 사진을 내린 걸까' 처럼 혼자 하는 고민은 연애에 하나도 도움이 되지 않아.

그냥 네가 어떤 고민을 하는지, 그렇게 말했을 때 네가 불안함을 느끼는 이유는 무엇인지 그 사람과 공유하면 좋겠어. 그건 집착하는 것도 아니고 전혀 찌질한 모습도 아니야. 오히려 오해 없이 소통하려는 멋진 모습으로 보여.

마지막으로 사람마다 감정을 표현하는 능숙도가 다르다는 걸 기억하자. 그래서 능숙하지 않은 사람들은 종종 상대방이 자신의 마음을 알아서 잘 알아주기를 원할 수 있어.

물론 함께 시간을 보내고 서로에 대해 알아가면서 미묘한 표정, 말투, 눈빛의 변화 등을 읽어낼 수는 있겠지. 하지만 서로에게 관심을 가지고 대화를 통해 더 세심하게 알아가려고 노력하는 게 연애의 묘미라고 할 수 있어.

물론 너의 필요와 바람을 그 사람에게 전달하려는 노력은 분명히 필요해.

너는 초코라떼를 좋아하는데 그걸 말하지 않고 상대방이 알아서 초코라떼를 사 오길 바라는 게 맞는 걸까? 상대방이 알아주지 않는다고 서운해하는 것 역시 갈등의 시작이라는 걸 기억하자.

모두가 서로에 대해 알아가는 과정에서 조금 더 행복하고 편안한 연애를 했으면 좋겠다.

애인이 바람피웠는데
어떻게 해야 할까?

최근에 연락이 잘 안 된다 했더니 다른 애랑 데이트
하는 걸 봐 버렸어. 너무 화가 나는데 제대로 화도
못 냈어. 만나서 얘기하기로 했는데 아직 내 마음을
잘 모르겠어. 이럴 땐 어떻게 해야 하는 걸까?

#바람둥이 #바람핀애인 #어떻게하지

세상에! 어떻게 해야 좋을까? 동네방네 소문내서 얼굴을 못 들고 다니게 할까? 아니면 뺨이라도 한 대 때리면 속이 시원할까? 그래도 아직 사랑하니까 없었던 일인 척하고 계속 사귈까? 주변에 물어보면 헤어지라는 말밖에 안 할 테니까 그냥 확 헤어질까?

아직 고민하고 있다면 일단 종이에 이렇게 적어 보자.

> **TIP** 칸의 내용은 예시일 뿐 너의 기분, 상태, 상황을 고려해서 적도록 해!

계속 만나면 좋은 점	계속 만나면 안 좋은 점
관계를 유지할 수 있다. 내 마음이 정리될 때까지 시간을 가질 수 있다.	볼 때마다 바람 피운 게 생각나서 화날 것 같다. 연락이 안 되면 너무 불안할 것 같다.
헤어지면 좋은 점	헤어지면 안 좋은 점
볼 때마다 화날 일은 없다. 불안한 마음도 없다.	내가 아직 마음 정리가 안 되어서 고생할 것 같다. 분명 걔가 잘못한 건데 내가 헤어지자고 말해서 마음이 불편하다.

소녀들의 섹슈얼리티

바람피운 연인과 계속 만나든 헤어지든 그건 너의 선택이야. 그렇지만 머릿속으로만 생각하다 보면 더 괜찮은 선택을 놓칠 때도 있거든. 그러니까 글로 적어 보는 거지. 이렇게 다 적고 나면 아마 또렷해질 거야. 네가 어떻게 하고 싶은지.

두 가지 결론 중 어느 하나를 선택했을 때는 어떻게 하면 좋을지도 함께 생각해 보자.

1. 헤어지고 싶다면?

비록 상대방이 너와 너와의 관계에 대한 예의를 지키지 않았지만, 연애를 한 시간이 있는 만큼 함께 끝내는 시간을 갖도록 하자.

아마 이후에도 좋은 관계로 남기엔 무리가 있겠지만, 그동안 좋았고 즐거웠던 연애의 기억을 잘 마무리하기 위해서 말이야. 이별 방법은 이다음 이야기 「이제 그만 헤어지고 싶은데 뭐라고 말하지?」에 적어 두었으니까 참고하면 좋겠어!

2. 계속 만나고 싶다면?

바람피웠던 연인과 계속 만나기로 결정했다면 네가 꼭 기억해야 할 한 가지! 상대방이 바람피운 적이 없던 것처럼 행동하기! 불안을 잠재우기 위해 그 사람과 더 자주 연락하고 더 많은 시간을 보내려고 노력할 수는 있지만 결국 그 불안한 마음을 간직한 채로 연애를 지속할 수는 없을 테니 말이야.

만약 바람피운 사실을 두고 '나도 참고 있으니 너도 내가 잘못하면 참아야 한다' 같은 생각이나 행동을 보이면 당연히 그 관계는 파국일 수밖에 없어. 상대방이 잘못한 걸 네 잘못에 대한 면죄부로 사용해서는 안 돼. 그렇게 하면 그 사람을 널 만나는 동안 계속 잘못을 상기하고 죄인처럼 굴게 될 테니까. 그럼 결국 사랑이 유지될 수 없을 거야.

앞서 작성한 내용을 보면서 너의 기분과 마음을 아주 신중하게 읽어 보고 결정하면 좋겠어. 헤어지더라도, 계속 만나더라도 넌 연애에 있어 좀 더 성숙한 사람이 될 거야.

이제 그만 헤어지고 싶은데
뭐라고 말하지?

이제 애인을 만나도 즐겁지 않고 얼른 집에 가고 싶다는 생각만 해. 그렇다고 다른 사람이 끌리거나 그런 건 아냐. 그냥 헤어져야 할 때가 된 거 같은데, 먼저 헤어지자고 말하면 내가 나쁜 사람이 될까 봐 겁나. 좋게 헤어질 수는 없을까?

#이별 #이별상담 #좋은이별은없을까

이별을 말하고 싶다면 이별에도 존중이 필요하다는 걸 기억하면 좋겠어. 두 사람이 함께 시작한 연애였으니, 이별도 함께해야지. 어느 한쪽의 일방적인 이별 통보로 뚝 끊어지는 그런 관계 말고, 함께 그 연애를 잘 정리하고 서로의 남은 마음을 잘 흘려 보낼 수 있도록 시간을 가지는 것이 좋아.

물론 상대방이 너에게 폭력을 쓰거나, 불법적인 행동을 했거나, 서로의 신뢰를 저버리는 행동을 한 게 아니라는 전제하에 말하는 거야.

먼저 이별을 말하기 전 상대방에게 현재 너의 마음이 어떤지, 네가 관계에 대해 어떻게 생각하고 있는지 이야기를 나누어 보는 게 좋아. 만약 개선할 수 있는 부분이라면 이 과정에서 관계가 회복될 수도 있으니까.

그리고 이별의 방식을 정하도록 하자. 오늘 이 만남을 마지막으로 다신 연락하지 않는 모르는 사람처럼 지낼 것인지, 당장은 정리하기 힘드니 시간을 두고 연락과 만남을 가지다가 서서히 줄여 나갈 것인지 이야기해 보는 거야. 또 이 기간에 다른 연애 상대방을 만날 것인지도 이야기해 두면 좋아. 남은 기간에 대해 어떻게 생각하는지 서로의 생각이 다를 수 있거든.

이제 정말 이별을 했다면 가장 가까이 붙어 다녔고 서로에 대해 속속들이 알고 있는 상대방과 어떤 관계로 남을 것인지 정해 보자. 앞으로도 서로 만나거나 안부도 묻는 친구처럼 지낼 것인지, 각자의 위치에서 서로의 안녕을 바라는 지나간 사람으로 지낼 것인지 생각하고 정하는 게 좋아.

왜 이별을 하는데 이렇게까지 해야 하는지 궁금할 수 있어. 하지만 헤어지고 나서도 계속 같은 생활 공간에서 지내게 될 수도 있고, 네가 앞으로 또 누군가를 만날 수도 있으니 지난 연애를 잘 정리해 두는 게 좋아.

마지막으로 하나가 더 있어. 네가 만나 사랑하고 헤어진 그 사람을 미화할 필요는 없지만 안 좋게 말할 필요도 없어. 네가 반하고 좋아하며 시간과 마음을 들여 만난 사람이니까 분명 좋은 사람이었을 거야, 마치 너처럼. 그러니 좋은 연애를 했듯 좋은 이별을 하길 바라.

혹시 이미 이별을 했는데 자꾸만 그 사람이 보고 싶고 연락하고 싶으면 어떻게 해야 하는지 궁금하다면 이렇게 답할게. 네가 용기 있는 사람이라면 그 사람에게 연락해서 보고 싶다고 말해. 만나자고 말해도 좋지. 그렇지만 만나는 건 두 사람의 뜻이 맞아야 해. 만약 네가 원해도 상대방은 원하지 않을 수 있어. 그래서 용기 내 연락해도 상대방이 거절할 수도 있다는 걸 염두에 두어야 해.

만약 진짜 연락할 용기가 없다면 그 사람에게 하고 싶은 말들을 너만 볼 수 있는 곳에 적어 보자. 그렇게 적고 또 적다 보면 정리되는 순간이 올 거야. 마음은 글로 적으면 정리가 잘 되거든. 네 생각도 훨씬 또렷해질 거고.

혹시 이 사람 아니면 만날 사람이 없다는 생각이 드니? 세상에 유일해 보이는 사람과 헤어지다니 너무 마음이 아프지. 그런데 그게 이별이야. 너무 가까웠고, 너무 친했고, 너무 많은 걸 공유했던 사람과 헤어지는 것, 그게 이별이지. 그러니 너만 못 잊고 지지부진하게 있는 건 아닌지 걱정하지마. 충분히 이별을 느끼고 슬퍼하도록 해.

친구에게 헤어진 연인의 소식을 묻거나 헤어진 연인의 SNS를 뒤지는 게 너무 찌질하게 느껴져도 그게 이별을 받아들이고 애도하는 과정이라는 걸 기억하렴.

가스라이팅이 뭐야?

요즘 예능이나 시사프로그램에서 가스라이팅 얘기를 많이 하던데, 가스라이팅이 정확하게 뭐야?

#가스라이팅 #가스라이팅뜻 #가스라이팅테스트

가스라이팅은 피해자의 판단 능력과 현실 인식 능력을 스스로 의심하도록 만드는 정서적 학대를 말해. 분명히 학대인데 피해자들은 이를 쉽게 인지하기 어려워.

가족, 친구, 연인처럼 친밀한 관계에서 가스라이팅이 발생하기 때문에 상대방이 나에게 그랬을 리 없다고 생각하게 되거든. 또 가해자가 늘 가해 행동을 할 때마다 "널 위해서", "널 생각해서" 같은 말을 덧붙이니 피해자는 쉽게 가해 행동을 벗어날 수가 없는 거지.

그렇다면 가스라이팅은 당할 수밖에 없는 걸까? 가스라이팅에도 몇 가지 시작 신호가 있어. 그 부분에 대해 알려줄게. 누가 너에게 가스라이팅했을 때 이게 문제임을 깨닫고 바로 경계를 세울 수 있도록!

1. 너 이런 거 못 하잖아?

너의 능력을 무시하는 말을 하는 거야. 너의 가치를 깎아내리고 너 스스로 자신의 능력을 신뢰하지 못하도록 만들지.

2. 꼭 내가 말로 해야 해?

대부분의 가해자는 자신이 세부사항을 말하지 않고도 네가 알아서 해 주길 원하고, 그러지 않았을 때 불평을 늘어놓아. 말이 안 되는 상황인데 가해자는 널 비난하고 너는 이 상황이 너 때문에 일어난 일이라고 생각하는 거지.

3. 네가 내 말대로 했으면 잘됐을 텐데.

2번과 비슷한데, 이떤 문제 상황이 생겼을 때 문제의 원인이 너에게 있다고 말하는 거야. 만약 가해자가 이 상황에 대한 어떤 조언을 한 적이 있다면 피해자는 가해자의 말대로 하지 않은 자신의 탓을 하게 되는 거야.

4. "그런 적 없어!"라는 뻔뻔한 거짓말

뻔뻔하게 거짓말을 하면서도 거짓말이 아니라고 우길 때가 있어. 증거가 있어도 계속 발뺌하고 피해자가 이상한 사람인 것처럼 몰아가지. 상황을 모면하기 위해 동정심을 자극하는 상황극을 하기도 해. 같은 경험을 한 상태에서도 뻔뻔하게 거짓말을 하니까 피해자는 자신의 기억을 의심하게 될 수도 있어.

5. 널 위해 쓴소리하는 사람은 나뿐이야

정서적 학대의 가장 큰 특징인데, 피해자를 위하는 척하면서 그 사람의 주변인을 다 끊어내도록 만드는 행동이야. 피해자가 다른 사람에게 도움을 요청하지 못하고 자신만이 그 역할을 할 수 있는 것처럼 말하는 거야.

6. 장난이잖아. 왜 이렇게 예민하게 굴어?

악의적인 비난과 조롱을 하면서도 피해자가 사과를 요구하면 장난이었다는 식으로 답하거나 피해자의 반응을 예민한 반응인 것처럼 만드는 거야. 이런 적반하장이 계속되면 피해자는 정말 자신이 예민한 것이 아닌지 고민하게 돼.

7. "내가 화난 건 너 때문이잖아!"라며 필요 이상의 죄책감 심기

가해자들은 피해자가 아무런 잘못을 하지 않아도 자신의 기대에 부응하지 않았다는 이유로 탓하고 미안함을 느끼도록 말해. 실망했다는 발언으로 피해자가 자신에게 계속 복종하도록 만드는 것이지.

8. 관계를 끊어 내는 보복

가해자는 피해자가 관계가 끊어지는 것을 두려워한다는 걸 매우 잘 알고 있기 때문에 자신의 뜻대로 피해자를 조종하기 위해 "너랑 안 만날 거야", "이번 모임엔 나오지 마" 같은 식의 관계 단절을 협박하는 보복을 하기도 해. 피해자는 그 관계가 끊이지지 않길 바라기 때문에 결국 가해자의 뜻대로 행동하게 되지.

9. 누가 네 말을 믿어 줄 거 같아?

가해자는 피해자의 말을 계속 부정하고 다른 사람들이 그 말을 믿어 주지 않을 거라고 계속 주장해. 그러면 피해자는 주변에 도움을 요청하는 것을 멈추게 되고, 결국 가해자에게 의존하게 되는 거지.

가스라이팅의 시작 신호에 대해 알았다면 이젠 가스라이팅으로부터 안전해질 수 있도록 도와주는 울타리를 설정해 보자. 이 울타리는 너 스스로 통제할 수 있는 영역을 정확하게 알려줄 거야.

가해자들은 네가 스스로 통제할 수 있는 영역을 자꾸만 침범하면서 자신들이 통제하려 들 거야. 그러니 이 부분을 잘 생각해 보도록 해!

스스로 통제할 수 있는 영역 = 다른 사람이 통제해서는 안 되는 영역

- 나의 감정
- 나의 행동
- 나의 일과

나의 가치

- 나의 생각

- 나의 선택

- 나의 태도

- 나의 신념

- 나의 행동에 따른 결과

경계가 있으면 상대방이 통제할 영역이 아니라는 걸 잘 알수 있게 돼. 그렇다고 해도 피해자는 네가 통제할 영역이 아니라는 말을 하기 어려울 수도 있어. 그래도 너의 울타리가 단단하면 단단할수록 너의 거절에도 힘이 생길 거야. 너의 울타리를 단단히 세우도록 노력해 보자.

이런 것도 데이트 폭력이야?

나는 애인이 다른 이성과 연락하면 너무 화가 나. 그래서 애인의 SNS 목록에서 이성 친구들을 지웠어. 나랑 사귀는데 굳이 다른 이성과 대화할 필요 없잖아. 근데 애인이 이런 것도 데이트 폭력이라는데 진짜 그 말이 맞아?

#데이트폭력 #데이트폭력은사랑이아닙니다

흔히 데이트 폭력하면 뉴스에 나오는 심각한 범죄 상황만을 떠올리지만, 그것만이 데이트 폭력이 아니야. 때려야만, 강제로 성적 행위를 시도해야만, 협박해야만 데이트 폭력이 아니라는 말이지. 아주 사소하고 흔해서 우리가 인지하지 못하는 데이트 폭력도 있어.

지금부터 데이트 폭력의 유형을 나누어 설명할게.

1. 통제적 유형

가해자는 피해자의 일상과 주변을 통제해. 몇 시까지 집에 들어가라고 말하거나 입는 옷을 대신 골라주거나 갈아입으라고 강요할 수도 있어. 다른 사람과 만나거나 연락하지 말라고 지속적으로 말할 거야. 한 시간마다 전화하고 받지 않으면 과한 반응을 보일 거야. 우린 종종 이런 행동이 사랑인 것처럼 합리화를 하지만 이게 사랑이라면 왜 나는 괴로운 걸까?

2. 신체적 유형

우리가 흔히 아는 신체적 폭력을 말해. 감금하거나 신체를 통제하는 행위도 포함하지. 보통 이 유형은 처음부터 시작되지 않고 통제적 유형이 시작된 이후 가해자 뜻대로 통제되지 않을 때 시작돼. 물건을 던지거나 눈앞에서 물건을 부수는 등의 행위로 위협적인 분위기를 만들어 신체적 폭력을 쉽게 만들어.

3. 정서적/언어적 유형

가스라이팅에서 설명한 것처럼 다양한 방식으로 정서적 학대를 하는 경우를 말해. 이유 없는 비난, 폭언, 조롱 등으로 피해자의 자존감을 깎아내리고, 자신의 능력을 신뢰하지 못하도록 만들지. 그로 인해 피해자는 가해자에게 정서적으로 더 의존하게 돼. 고성이나 폭언 등은 피해자가 가해자를 무서워하게 만들기 때문에 그 상황을 더더욱 벗어나지 못하도록 만들어.

4. 성적 유형

동의 없는 신체 접촉, 강압적인 섹스, 임신이나 성병에 책임 지지 않는 행동 등이 여기에 해당하지. 가해자는 연인이거나 친밀한 관계라는 이유로 스킨십이 당연하다고 생각하기 때문에 피해자가 스킨십을 거부하는 것에 폭력적인 반응을 보이며 자신의 성적 행위를 강요해.

5. 경제적 유형

지속적으로 돈을 요구하거나 함께 사는 경우 생활비를 내지 않는 경우를 볼 수 있지. 돈을 빌렸지만 갚지 않는 경우도 있어. 이런 경우 돈 문제가 얽혀있기 때문에 더더욱 쉽게 헤어질 수가 없어.

반대로 경제적 부담을 주는 경우도 있어. 고가의 선물을 계속 제공해서 피해자가 선물에 대한 보답을 다른 것으로 하도록 만드는 거지. 예를 들면 가해자의 통제를 당연시하도록 만들거나 성적인 요구에 모두 응하게 하는 방식 등으로 말이야.

6. 디지털 유형

디지털 기기를 사용하는 모든 종류의 폭력을 말해. 불법촬영, 동의 없는 영상 유포, SNS 감시, 근거 없는 소문 게시 등이 있지. SNS를 감시하는 것이 연인이라면 있을 수 있는 일인 것처럼 말하겠지만 각자의 사회적 관계망을 통제하는 건 분명한 폭력임을 알아야 해.

꼭 기억하자. 데이트하는 관계에서 발생하는 폭력을 사적인 것으로 여겨선 안 돼. 그러니 바람을 피웠다고, 자기 말대로 하지 않았다고, 자기에게 거짓말을 했다고 폭력을 행사해선 안 되는 거지. 그 누구도 누군가를 때릴 권리가 없고 맞아도 되는 이유 같은 건 없어.

만약 네가 만나는 상대방이 화가 난다고 물건을 던지거나 폭언을 한다거나 때린다면 곧바로 그 관계를 끝내야 해. 왜냐면 그 사람은 다음 날 너에게 와서 무릎을 꿇고 울면서 사과를 할 거야. 절대 그러지 않겠다고 사정을 하겠지. 하지만 용서하는 순간 그 가해자는 너에게 그런 행위를 허용받았다고 여길 거야. 그리고 앞으로도 그럴 거고.

혹시 지금 이런 폭력으로 고통받고 있다면 반드시 기억해. 주변에 도움을 요청해. 그리고 너의 주변에 이런 피해를 겪고 있는 친구가 있다면 절대로 그 친구와 멀어지지 마. 늘 그 친구의 연애 생활을 주의 깊게 들어 주고, 헤어지지 않는다고 해서 탓하지 말자. 혹시나 긴급한 상황이 생기면 너에게 연락할 수 있도록 미리 잘 말해줘.

안 전 하 게 이 별 하 는 방 법 좀 알 려 줘

애인에게 헤어지자고 말했더니 너무 화내고 소리 질

러서 그 순간엔 안 헤어지겠다고 했어. 근데 아무리

생각해 봐도 헤어지는 게 맞는 거 같거든. 안전하게

이별할 방법 없을까?

#안전이별 #이별하는법

이런 걸 알고 싶어 하는 세상이라니 너무 속상하다. 일단 데이트 폭력 전조 증상이 있는 경우 빠르게 헤어지는 것이 우선이야. 평소 상대의 연애관을 물어보면서 이별에 대해서 미리 대화해 두는 것도 좋은 방법이고.

이미 데이트 폭력 상황을 경험했다면 이별을 말할 때 단둘이 있는 장소는 피해야 해. 가능하다면 다른 사람과 함께 그 자리에 가도 좋아. 가해자가 폭력을 휘두르기 어려운 상황에서 이별을 말해야 해.

만약 가해자가 폭력을 가한다면 일단 그 상황을 종료하기 위해 거짓말을 해서라도 가해자를 진정시켜야 해. 너의 안전이 제일 중요하니까.

상대방이 너의 외양에 집착하고 통제하는 사람이었다면 극단적으로 외양을 바꾸는 것도 이별에 도움이 될 수 있어. 긴 머리카락에 집착했다면 투블럭컷을 한다거나, 마른 몸에 집착했다면 살을 찌우는 방식이지. 이런 경우 가해자들은 자신의 통제를 벗어난 너의 외양에 충격을 받기도 하고 성애적 감정이 식어 연애를 그만두려 할 수 있어.

상대방이 헤어짐을 받아들이지 못하고 계속 만나자고 한다면 가능한 한 물리적으로 접근할 수 없도록 번호를 바꾸고 이사를 가거나 잠시 친구나 친척 집에서 머무르는 것도 방법이야. 그리고 반드시 기억할 것은 만나자는 연락에 절대로 응하지 않는 거야. 대부분 그런 날 더 큰 피해를 입는 경우가 많거든.

만약 데이트 폭력 증거를 수집했다면 변호사나 여성단체를 찾아가서 도움을 요청해. 혼자서 해결하려고 하지 마. 만약 상대방이 네가 아닌 너의 가족이나 친구를 얘기하며 협박한다면 더더욱 혼자 해결할 수 없다는 걸 기억해. 반드시 경찰이나 전문기관의 도움을 받아야 한다는 걸 잊지 마.

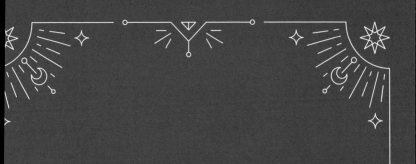

Part 3

이럴 땐
어떻게 해?

성적 행동편

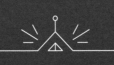

야동 보면서 자위해도 될까?

우연히 야한 그림을 보면서 자위했는데 확실히 오르가슴에 빨리 도달했어. 근데 계속 봐도 되는지 약간 고민되어서 말이야. 야한 그림이 이 정도면 야동을 보면 얼마나 빨리 오르가슴을 느낄지 궁금하기도 하고···. 야동 보면서 자위해도 될까?

#야동 #자위 #청소년관람불가

여기선 우선, 야동이라는 말 대신 '음란물'이라는 표현을 사용할게.

아마 너도 이 질문을 하면서 안 된다는 답변을 예상했겠지? 맞아. 안 돼. 안 되는 이유가 단지 음란물이 19세 미만은 관람 불가여서, 그러니까 네가 청소년이어서는 아니야.

기본적으로 음란물은 우리가 영화나 드라마에서 볼 수 있는 어떤 예술적, 문학적 가치가 있는 성적 표현을 넘어선 노골적인 표현을 자주 보여 줘. 예를 들면 성기와 얼굴만 부분적으로 보여 주는 카메라 앵글이나, 특별한 스토리가 없는 상태에서 갑작스럽게 하는 섹스, 더하여 우리가 비정상적으로 여기거나 사회 규범상 잘못되었다고 느끼는 관계를 설정하기도 하지. 근친이

나 특정 직업 종사자와 손님 같은 형태로.

또 음란물은 등장인물의 인간적 존엄을 보여 주지 않고 그들을 성적 흥분을 유발하기 위한 도구나 수단으로 사용해. 이러한 영상에 노출될수록 우린 사람을 성욕을 해소하기 위한 도구나 수단으로 사용하는 것에 익숙해지게 돼. 특히 사람을 성기와 얼굴로만 보여 주기 때문에 파트너도 그렇게 보도록 만들지. 혹은 스스로를 그렇게 여기도록 만들기도 하고.

현실의 성관계와 다른 이런 음란물에 익숙해질수록 실제 성생활에 문제가 생기기도 해. 음란물에 노출될수록 자극적인 소재를 찾게 되고, 그 자극에 익숙해지면 실제 성생활에 적용하고 싶어지는 거지. 범죄이거나 폭력적이거나 가학적일 수도 있는데, 실제로 네가 그런 성향인지 아닌지 확인하기도 전에 음란물로 인해 너의 취향이 만들어질 수 있다는 거야.

또 청소년의 경우 음란물을 편하게 볼 수 있는 시간이나 공간이 있을 확률이 낮아. 그래서 음란물을 보며 자위를 하는 경우 영상에서 가장 자극적인 부분만을 시청하고 자위도 빠르게 끝낼 경우가 많아.

이런 행동이 익숙해질수록 조기 오르가슴이 생길 수 있어. 여성은 보통 멀티 오르가슴을 느낄 수 있음에도 불구하고 강한 자극으로 급하게 자위를 마무리하는 습관이 형성되면서 실제 섹스에서 몇 분 만에 오르가슴을 느끼고 그 후론 섹스를 그만하고 싶어지는 거지.

자꾸 음란물의 단점만 말해서 더 이상 안 읽을까 봐 걱정이지만, 하나만 더 말하자면 음란물에 노출될수록 뇌가 망가진다는 연구가 매우 많아. 기억력이 나빠지는 것뿐만 아니라 뇌의 자극과 보상을 담당하는 회로가 정상적으로 작동하지 않게 된다고 해.

일상생활에서 느끼던 자극들이 하나도 즐겁지 않게 느껴지는 거지. 좋아하던 케이크를 먹어도, 친구들과 수다를 떨어도, 게임을 해도 말이야. 충동적인 행동을 자꾸만 하고 싶어지고 실제로 조절이 안 되기도 해. 음란물 중독이 시작되는 거지.

"음란물이 만연한 사회에 살고 있는데 안 보는 사람이 어디에 있냐", "개인의 사생활이다"라고 하면 할 말이 없어. 하지만

너의 정신적, 육체적 행복을 위해서라도 음란물과 멀어지는 것
이 어떨까?

자위나 섹스를 하고 나면
죄책감이 들어

난 여자인데, 자위하고 나면 뭔가 허탈하기도 하고
엄마한테 잘못한 느낌이 들어. 애인이랑 섹스한 날
엔 엄마 눈치를 그렇게 보게 되는데 이거 좀 이상한
거지?

#자위 #섹스 #죄책감

여성이 자신의 몸을 만지는 것에, 다른 사람과 몸을 공유하는 것에 불편감을 느끼도록 하는 사회, 너의 몸과 쾌락에 대해 알려주지 않는 사회, 너에게 성적인 행위를 주체적으로 선택할 기회를 주지 않고 '처녀성'이라는 것을 잃으면 안 된다는 식으로 너의 섹슈얼리티를 통제하는 사회, 그렇지만 네가 계속 젊고 예쁘고 날씬하고 섹시하기를 강요하는 사회.

이런 모순적인 사회에 살고 있으니 죄책감이 드는 게 당연하지. 드라마나 예능에서 남자 청소년이 자위하거나 야동을 보는 것은 성장기의 당연한 일인 것처럼 취급받는데 왜 여자 청소년의 성적 행동은 보기가 어려운 걸까? 그래서인지 성적 욕망을 표출한, 성적 행위를 한 여성 청소년들의 죄책감을 진짜 자주 보는 거 같아.

너의 질문은 전혀 특이하지 않아. 나를 포함해 많은 여성이 사회로 인해, 주변의 말 한마디로 인해 성에 대한, 몸에 대한, 성욕에 대한, 섹스에 대한 죄책감이나 수치심을 느낀 경험들이 있어. 그럼 지금은 어떻게 긍정할 수 있게 되었을까?

나는 마음 맞는 사람들, 내 얘기를 털어놓아도 전혀 불안하지 않은 사람들을 만나서 섹스에 대해, 성에 대해 이야기했어. 그 사람은 꼭 친구나 가족이 아닐 수도 있어. 요즘은 여성들이 성에 대해 말할 수 있는 커뮤니티가 많아. '한국성폭력상담소'나 '한국여성민우회' 등에서 소모임을 운영하고 있으니 찾아보는 것도 좋겠지?

섹스와 관련해서 내가 어떤 압박을 느끼고 있는지, 어떤 사회적 규범을 지키지 않는다고 생각하는지, 자신의 성적 욕망에 대해 어떻게 생각하고, 어떤 올바른 관념을 대입하려 하고 있는지 나누었어. 또 다른 사람들의 공통된 경험을 들으면서 안도하기도 하고 내 생각을 바꿀 수 있게 되었지.

이때 이 모임이 중요하게 여겼던 것은 서로의 이야기에 간섭하지 않았다는 거야. 예를 들면 우린 서로 편한 관계니까 정말

다 털어놓아야 한다거나 성에 대해 긍정적으로 말해야 한다 같은 것들 말이야.

혹시 아직 남에게 말하기 조금 부담된다 싶으면 혼자만 볼 수 있는 블로그나 일기장에 너의 이야기를 써 봐도 좋아. 너의 생각이 글로 정리되면서 너를 좀 더 잘 알 수 있을 거야. 그리고 너의 감정을 조금 더 잘 알게 될 거야.

그리고 배워야 해. 너의 몸은 어떻게 생겼는지, 섹스는 어떻게 하는 건지, 쾌락은 무엇이고 어떻게 느낄 수 있는 건지 말이야. 미디어가 어떤 식으로 몸을 보여 주는지, 너의 몸은 어디를 어떻게 만졌을 때 좋고 나쁜지, 너의 욕망은 어떤 교육으로 만들어진 것인지 알면 훨씬 더 너의 마음이 편안해질 거야.

네가 누군가와 섹스를 하고 죄책감을 느끼고 있다면 정확히 어떤 마음인지 살펴볼 필요가 있어. 예를 들어 섹스를 엄청나게 원한 건 아니었지만 상대방과 더 깊은 관계가 되기 위해서 섹스에 응한 자신에게 어떤 불편한 마음을 느끼는 것은 아닌지 말이야.

네가 성적인 행위를 한 뒤, 혹은 성적인 학대나 폭력을 경험하고서 스스로를 가치 없게 여기거나 죄책감을 느끼고 있다면 절대 그러지 않길 바라. 너는 그 경험과 상관없이 가치 있고 멋진 사람이야.

앞으로의 성적 행위에 대한 너의 마음이 조금이라도 편해지길 바라.

스킨십 진도가
너무 빠른 것 같아 고민이야

정확히 뭘 했다고 말할 순 없지만, 애인과 스킨십 진도가 많이 빠른 거 같아서 걱정이야. 애인은 스킨십에 대해 별생각이 없어 보이고 나만 이런 고민을 하는 것 같아…. 내가 너무 보수적인 걸까?

#스킨십 #스킨십진도 #나는고민인데너는

어머! 애인과 어떤 스킨십을 했기에 너무 빠른 것 같다고 말하는 걸까? 뽀뽀? 키스? 포옹? 애무? 아니면 섹스?

이럴 때는 사귄 지 어느 정도의 기간이 되었을 때 각각의 스킨십이 괜찮다고 느껴지는지 한번 생각해 봐. 어떤 사람은 16살까진 아무리 오래 사귀어도 키스까지만, 20살 넘어야 섹스할 수 있다고 말하기도 하더라. 너는 어떤지 너무 궁금하다.

너의 질문을 봤을 때 너는 관계의 깊이나 친밀함의 정도에 따라 할 수 있는 스킨십이 다르다고 생각하고, 시간이 흐르고 알고 지낸 시간만큼 가까워진 애인과 할 수 있는 스킨십의 정도가 확장된다고 여기는 것 같아.

혹시 너의 스킨십 경험과 애인의 스킨십 경험에 차이가 나니? 그런 경우일수록 상대방의 능숙한 리드에 끌려 수동적으로 스킨십에 응하는 경우가 많거든. 너는 아직 준비가 안 되었거나 아직 어느 정도의 스킨십을 할 만큼 친밀한 상태가 아니라고 생각하는데도 상대방이 자연스럽게 스킨십을 주도하면 따라가게 되는 거지. 이게 맞는 건가 고민하면서도 이끄는 대로 응하게 되는 거야. 이렇게 서로의 스킨십에 대한 감각이 다르다면 어떻게 하는 게 좋을까?

일단 스킨십에는 어떤 '진도'라는 게 정해져 있지 않아. 통상적으로 손잡기, 뽀뽀, 포옹, 키스, 애무, 섹스 같은 식으로 스킨십의 진도를 나열하곤 하지. 하지만 스킨십은 너와 상대방의 취향이 너무 중요한 신체 접촉이기 때문에 너의 선호도와 애인의 선호도에 따르면 돼. 그에 따라서 하고 싶은 그리고 할 수 있는 스킨십의 범위가 많이 달라지거든.

누군가는 뽀뽀가 손잡기보다 편하다고 생각할 수 있고, 섹스는 하지만 키스는 좀 더 깊은 관계일 때 하고 싶을 수 있어. 속도로 말할 수 있는 게 아니라는 거지.

소녀들의 섹슈얼리티

스킨십은 이런 취향을 바탕으로 서로가 정말로 원하고 동의할 때 할 수 있는 성적 행위이기 때문에 의견만 일치한다면 사귄 지 1일째라고 해도 키스하는 건 빠른 게 아니야. 하지만 네가 서로의 스킨십 속도가 다른 것 같다고 여기는 이상 정말로 동의가 잘 이루어지고 있는지 확인해 볼 필요가 있어.

1. 과거에 키스한 적이 있으니
현재에도 자연스럽게 키스하는 게 맞을까?

과거에 키스했다 해서 오늘도 내일도 키스하고 싶을 거라는 보장은 없지. 과거의 키스가 전혀 좋지 않았다면 오히려 더 이상의 키스는 하고 싶지 않을 수 있으니까. 또 키스하고 싶어서 좋다는 표현을 하고 시작했어도 하다 보니 입술 각질이나 수염 때문에 더 이상 키스하고 싶지 않아질 수도 있는 거잖아? 그런 경우엔 키스를 그만두고 싶어졌으니 네가 키스를 하고 싶다는 동의 상태가 멈춰졌다고 보는 게 맞겠지? 동의는 이렇듯 현재성이 너무 중요해.

2. 상대방이 너무 자연스럽게 스킨십을 주도해서
너의 의견을 말하기 어렵지 않니?

네가 스킨십에 대해 조금 불편한 기색을 보였을 때 "네가 잘 몰라서 그런 거다", "하면 좋아질 거다" 같은 얘기를 해서 너의 의견을 제대로 말하기 어렵진 않은지 생각해 보자. 만약 그렇다고 한다면 너와 애인의 관계가 수평적이라고 보긴 어렵겠지. 경험이 많은 사람과 경험이 적은 사람이 만나게 되면 경험이 많은 사람이 하는 말을 따르게 될 가능성이 크거든.

만약 이런 관계라면 네가 원해서 하는 게 아니라는 뜻이니까 네 의사를 분명하게 말해야 해. 혹시 이런 이유로 헤어질까 봐 걱정된다면 미리 말해 둘게. 이런 이유로 헤어지자고 말한다면 그 사람은 너를 존중하지 않는 거야. 그렇지만 넌 존중받아 마땅한 사람이지. 그런 사람에게 휘둘려도 되는 사람이 아니야. 그러니 이 부분에 대해 꼭 상대방에게 이야기하도록 해.

만약 네가 관계에 비해 스킨십이 진한 것 같다고 느낀다면 그 이유를 설명하고 함께 조율하는 시간을 가져 봐. 너의 감정과 고민을 솔직하게 나눌 수 없는 연인이라면, 더군다나 둘이 함께하는 스킨십에 대한 고민을 나눌 수 없다면 그 관계를 괜찮다고 말할 수 없거든. 그리고 이미 스킨십을 하는 관계에서 그에 대해 이야기하기 어려우면 안 되는 거라고 생각해. 그러니 스킨십에 대한 서로의 생각을 꼭 나누도록 해!

네가 스킨십을 하는 그 모든 순간에 너의 취향과 동의가 적극적으로 반영되길 바라는 사람으로서, 오늘도 GOOD 스킨십을 하길 바라!

섹스하고 싶은지 아닌지
어떻게 알 수 있어?

드라마나 영화를 보면 두 주인공이 눈을 마주치더니 호텔 복도에서부터 키스하면서 방으로 들어가던데, 그런 느낌이 딱 오는 거야? "나 섹스하고 싶다!" 이렇게? 뭔가 신호를 알 방법은 없는지 알려줘!

#섹스신호 #눈이마주치는순간

솔직히 말하자면, 모를 가능성이 더 클걸? 차라리 분위기에 취해서 할 가능성이 크다고 봐. 네가 섹스할지도 모른다고 몇 번이고 상상해 봤다면 알지도 모르지. 마음이 너무 앞서서 상대방의 멱살을 잡고 뽀뽀하려다 코가 부딪힐 수도 있고 말이야. 심지어 섹스를 하고 나서도 자기가 섹스를 하고 싶었던 게 맞는지 고민하는 경우도 많아.

특히나 성적인 면에 관해선 스스로 생각하고 표현하도록 교육받은 적이 없기 때문에 정말로 모를 가능성이 커. 그러니까 섹스에 대해 배워야 하고, 너의 감정을 잘 헤아려 보는 연습을 해야 해. 너의 욕구에 대해 생각하고 좋아하고 싫어하는 것을 탐색해야 해. 그리고 네가 원하는 것이 상대방과의 감정 교류를 위해서, 더 깊은 관계가 되기 위해서, 헤어지기 싫어서, 상대방을 기쁘게 하려고 원하는 것은 아닌지 알아봐야 해.

네가 어떤 것을 원하고 필요로 하는지 요청하는 연습을 해봐. 아주 사소한 것도 괜찮아. 혹시 상대방이 거절하는 것이 두려워서 요청하지 못하는 거라면 극복해야 해. 그러면서 너는 스스로 원하는 것이 무엇인지, 그걸 어떻게 요청해야 하는지 점점 더 잘 알아가게 될 거야.

자, 그리고 제일 중요한 부분이야. 네가 섹스하고 싶다는 생각이 들면 가장 솔직한 반응을 보일 너의 몸, 그 몸에 집중해. 너의 몸이 너에게 말을 할 거야. 그러니 네 몸의 반응을 잘 살피는 습관이 필요해. 그 습관이 널 더 행복하게 만들 거야.

네가 섹스를 하게 되는 순간이 왔을 때 아직 이런 습관을 만들지 못했다면 다음의 질문들을 떠올려 봐.

□ 나는 지금 어떤 감정을 느끼고 있을까?

□ 나의 몸은 어떤 반응을 보이고 있을까?

□ 나는 앞으로 벌어질 일을 상상하며 기뻐하는 걸까?

□ 나는 앞으로 벌어질 일을 더 하길 원하는 걸까?

□ 앞으로 벌어질 일로 상대방과의 관계가 달라질 수 있다는 생각이 들지는 않나?

□ 앞으로 벌어질 일이 두렵지는 않나?

□ 나에게 앞으로 벌어질 일에 대해 상상해 오던 시나리오가 있을까?

이 질문들에 모두 답변할 수 있다면 네가 원하는지 아닌지 알 수 있을 거야. 너의 몸도 마음도 적극적으로 원하는 섹스가 되기를!

섹스할 때 아프다던데…
많이 아파?

자위는 하다가 아프면 내가 속도나 힘을 조절하면 되는데 애인이랑 섹스하게 되면 그런 걸 할 수 없을 거 아냐. 그럼 좀 무섭기도 한데, 섹스하면 어떤 느낌일지는 너무 궁금해. 아프기만 해? 아니면 나중에 좋아지나?

#첫경험 #성교통

처음 삽입 섹스를 한다면 아무래도 아플 가능성이 커. 아무리 신체의 긴장도를 낮춘다고 해도 처음이니까 너의 질이나 골반 근육이 충분히 유연하지 않을 수 있거든. 그래서 섹스하기 전 충분히 몸을 이완시킬 필요가 있고, 너도 상대방도 섹스를 열렬히 원하고 있어야 해.

물론 처음 하는 섹스가 아니어도 아플 수 있어. 너무 오랜만이어서 너의 질이 충분히 젖지 않았거나, 긴장한 탓에 제대로 근육이 이완되지 않았거나, 신체 구조상 아플 수도 있지.

몇 가지 이유를 찾고 해결했는데도 섹스를 하는 내내 아프다면 염증이나 다른 증상에 의한 성교통일 수 있으니 병원 방문을 권할게.

너의 질이 충분히 젖었다면 무언가 삽입될 때 아픔이 줄어들 겠지. 만약 아플까 너무 걱정된다면 윤활제를 사용해서 질구와 소음순 주변이 건조하지 않도록 해 줘. 음경이나 손가락엔 반드 시 콘돔을 씌우고 그 위에도 윤활제를 발라 준다면 훨씬 매끄럽 게 느껴질 거야.

첫 번째 섹스, 두 번째 섹스, 이렇게 섹스할 때마다 느낌이 다 를 거야. 이전의 섹스를 통해 불편한 자세를 알았다면 다음번에 는 자세 바꾸기를 시도해 볼 수도 있겠지? 또 상대방이 누구냐 에 따라서도 느낌이 달라질 거야. 만약 상대방이 섹스에 능숙한 사람이라면 경험이 적은 널 더 배려하면서 할 테니 훨씬 더 편 안하게 느낄 수도 있어.

질에 음경이나 손가락 등이 삽입된 느낌은 아프기도 하고 자극적이기도 해. 물론 별 느낌이 없을 수도 있어. 또 상대방 이 날 쳐다보며 몸을 움직이면 그 상황 자체로도 야한 느낌이 들지.

하지만 상대방이 날 존중하지 않거나 임신, 성병 등이 걱정 되면 불안을 느낄 거야. 이런 경우엔 섹스가 좋지 않고 불편할 가능성이 커. 그러면 신체적으로 불편함이 표현되면서 평소보다 훨씬 더 많이 아프다고 느낄 수도 있어.

섹스는 내가 어떤 생각을 하느냐, 내가 얼마나 준비가 되었느냐, 내 몸이 얼마나 이완되었느냐, 상대방과 얼마나 친밀한가 등에 의해 다른 느낌을 받게 될 거야. 궁금하다면 주변의 섹스 경험자에게 더 물어봐도 좋아.

애인하고 피임에 대해
어떻게 얘기하지?

애인하고 섹스한 지는 좀 됐는데 서로 피임에 대해서 말을 안 했거든. 콘돔을 사용하긴 했지만, 월경이 좀 늦어지는 바람에 살짝 다투기도 했어. 이 부분에 대해 대화해야 할 거 같은데 뭐라고 얘기하지?

#피임 #콘돔 #피임은모두의몫

만약 너와 파트너가 섹스했을 때 임신이 가능한 몸이라면 꼭 이야기해야 할 부분이 바로 '피임'이라는 걸 너무 잘 알고 있을 거야. 섹스한다는 건 상대방과 내가 아주 친밀하게 몸을 공유하겠다는 결정이기 때문에 서로의 건강권과 피임에 관한 이야기를 하는 게 맞아.

일단 피임을 얘기하기 전 피임에 대한 정보를 알아야 해. 나에게 맞는, 그리고 상대방에게 맞는 피임 방법에는 어떤 것이 있는지, 지금 할 수 있는 피임 방법에는 어떤 것이 있고 어디서 할 수 있는지, 비용은 얼마고 어디서 구매할 수 있는지 같은 정보 말이야.

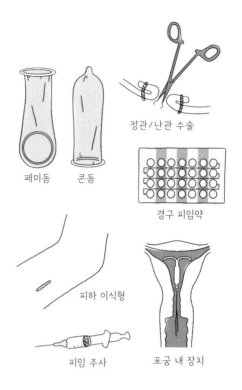

페미돔　　콘돔

정관 / 난관 수술

경구 피임약

피하 이식형

피임 주사　　포궁 내 장치

　　먼저 각자 알아온 피임 정보를 함께 나누자. 그리고 우리가 실천할 수 있는 피임 방법을 골라보는 거야. 그때 필요한 비용은 어떻게 처리할 것인지, 만약 병원에 가야 한다면 어느 병원으로 가서 할 것인지, 콘돔이라면 어떤 콘돔을 사용할 것인지 세세하게 이야기를 나누자.

100% 완벽한 피임은 없기 때문에 피임에 실패했을 때는 어떻게 할 것인지도 구체적으로 생각하고 대책을 세워 두어야 해.

피임에 대해 이야기할 때 상대방이 협조적이지 않거나 너에게 일방적으로 피임을 미룬다면 어떻게 할지도 생각해 봐야해. 예를 들면 "생기면 낳아야지", "그냥 네가 피임약 먹으면 안돼?", "콘돔 끼면 잘 안 느껴지는데…" 같은 말들로 너에게 책임을 강요할 수 있어.

이런 말들을 들으면 힘이 빠질 수도 있고 기가 찰 수도 있지. 상대방의 기쁨을 위해, 관계를 유지하기 위해 저런 행동을 용납해 주고 있다면 당장 멈추도록 해.

피임은 너의 권리야. 상대방이 제대로 답하지 않고 협조적이지 않다면 너는 섹스를, 그리고 그 관계를 다시 생각해 봐야 해. 너의 건강과 성적 권리를 존중하지 않는 사람과 섹스하는 것이 너에게 괜찮은 일일까? 너의 몸이니 너 혼자 잘 피임하면 된다는 생각은 하지 않기를 바라. 상대방도 반드시 피임에 대한 책임을 져야 한다는 걸 꼭 기억해.

추가로. 피임에 대해서 대화할 때 같이 이야기해야 하는 게 있어. 바로 STI, 흔히 성병으로 알려진 성매개 질환에 관해 미리 이야기해야 해. STI는 네가 상대방과 친밀하게 몸을 공유하는 이상 반드시 나누어야 하는 이야기 주제야. 섹스하기 전 각자 병원에서 STI 검사를 받고, 그 결과를 나누고, 서로의 안전을 책임지겠다는 모습을 보여 주어야 해.

만약 "나 깨끗해" 같은 말로 STI 검사를 미루는 상대방이라면 가차 없이 끊어 내도록 해. 너와 쾌락은 즐기고 싶지만 너에게 생길 질병이나 문제에 대해선 책임지지 않겠다는 뜻이니까 말이야. 아, 물론 이미 섹스한 관계여도 STI 검사는 받도록 해. 앞으로 계속 섹스할 관계라면 더더욱!

나 임신했어…. 어떡하면 좋아?

월경이 계속 늦어지길래 아무래도 안 되겠다 싶어서

테스트기를 써 보니 두 줄이 나와 버렸어. 나 이제

어떡하면 좋지?

#임신 #임신중단 #청소년임신

임신테스트기로 양성 반응을 확인했다면 빠르게 산부인과로 가서 정확한 검진을 받아 보자. 임신이 확실하다면 다음의 선택지를 잘 살펴봐.

1. 임신 중단

임신을 준비한 게 아니라면 아마 대부분 임신 중단을 생각할 거야. 임신 중단을 하기로 생각했다면 최대한 임신 초기에 하는 것이 좋아. 그런데 임신 중단에 대한 정보를 얻기가 쉽지 않아. '낙태죄'라 불리던 법 조항은 사라졌는데 그에 따른 임신 중단에 대해서는 논의가 없었거든. 그래서인지 여전히 병원들은 임신 중단을 꺼리고 공개적으로 이야기하지 않으려고 해. 게다가 수술 비용이 너무 부담되기도 하지.

이런 이유 때문인지 무리한 행동을 해서 자연 유산을 유도하는 경우가 보이더라. 예를 들면 계단에서 구르거나 배에 충격을 주는 행위들 말이지. 이런 행동은 너의 몸을 다치게 할 가능성이 크니까 절대 하지 않기를.

'미프진'이라고 하는 임신 중단을 위한 약물을 한국에서도 판매하려고 제약회사들이 노력하고 있어. 2022년 7월 현재는 아직 논의 중이지만 머지않아 한국에서도 미프진을 구매할 수 있을 거야. 그때쯤에는 조금은 더 임신 중단에 대해 편히 이야기할 수 있을 테니 더 많은 정보를 얻을 수 있을 거야.

도움을 받을 수 있는 시설들도 있어. 한 곳을 소개할게. '성적 권리와 재생산정의를 위한 센터 셰어 SHARE'야. 혼자 고민하지 말고 꼭 알아보도록 해.

2-1. 출산 및 양육

파트너와 충분히 상의하고 내린 결정이, 혹은 파트너와 이야기할 수 없었고 너 혼자 내린 결정이 출산과 양육이라면 이제 그에 맞는 준비를 해야 해. 출산까지 8~9개월 정도의 시간이 걸리고 그 과정에서 너의 몸이 어떻게 변하는지 알고 있어야겠지? 그 시간 동안 학업은 어떻게 할 것인지, 주변에 도움을 받을 수 있는 사람은 누가 있는지 알아 두어야 해. 가족의 도움을 받을 수 있다면 좋겠지만 그럴 수 없는 경우도 있을 테니 머물 수 있는 공간도 확보해야 해. 다음은 현재 시행되고 있는 정부 지원 사업이야.

임신 ~출산 후	초기 긴급지원	자녀 출산, 양육 및 응급 상황 발생 시 출산비, 아이 병원비, 분유/기저귀 등 생필품 지원
임신 중 ~출산 전	청소년 산모 임신·출산 의료비 지원	만 19세 이하 청소년 산모 임신, 출산 의료비 지원 (120만원 이내)
	미혼모자시설 입소	미혼의 임산부 및 출산 후 (6개월 미만) 일정 기간 양육지원이 필요한 여성 숙식 및 분만 혜택 지원
출산 후	미혼모자공동생활가정	2세 미만 영유아를 양육하는 미혼모 숙식제공 및 자립지원
	청소년 한부모 검정고시 학습비 지원	청소년 한부모 가구주 검정고시 학원 등록비 등 지원
	자립지원촉진수당	만 24개월 이하의 아동을 키우는 기초수급자인 청소년 한부모 가구주 자립지원 (월 10만원)

2-2. 출산 그리고 입양

출산은 하지만 직접 양육할 수 없는 경우 전문적인 입양 기관을 통해 입양 상담을 받을 수 있어. 입양특례법상 7일간의 입양 숙려 기간을 가진 후 입양을 결정하게 될 거야. 만약 아이를

직접 양육하고 싶지만 지금 당장은 어려워서 입양을 결정하는

경우엔 양육비 지원이나 위탁가정, 보육 시설 등의 도움을 받을

수 있으니 기억해 둬!

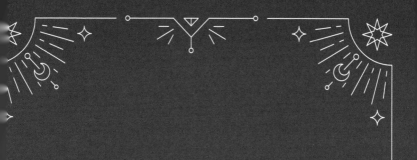

Part 4

이럴 땐
어떻게 해?

디지털편

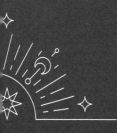
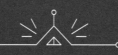

온라인 친구가 선물을 보냈는데
그냥 받아도 될까?

SNS에서 DM을 주고받으며 친해진 친구가 있어. 최근에 내가 우울하다고 글을 올렸더니 그 친구가 힘내라고 선물을 보냈더라고. 갖고 싶던 물건이라 처음엔 기뻤는데, 시간이 지날수록 그냥 받아도 되는 건지 고민이 돼. 어떻게 하는 게 좋다고 생각해?

#온라인친구 #선물주고받기 #관계맺기

선물을 받았는데 마음이 편하지 않은가 봐. 혹시 어떤 게 염려되니?

선물은 마음을 표현하기 좋은 방법이지만 관계에 따라 다르게 느껴지기도 해. 만약에 이름만 아는 같은 반 친구가 갑자기 너에게 꽃다발을 주면 어떨까? 아마 당황스러울 거야. 선물을 주고받을 사이가 아니기 때문이지. 관심과 마음의 표현이 일방적일 때는 폭력이 될 수도 있어. 스토킹처럼 말이야.

그래서 서로가 충분한 친밀감을 가지고 있는지, 마음을 표현해도 되는 사이인지, 우리 사이에 그 선물이 어울리는지(남사친이 속옷을 사 주는 것처럼) 등을 생각해야 해.

혹시 '기브 앤 테이크Give and Take'라는 말을 들어 본 적 있어? 서로 주고받아야 관계가 지속될 수 있다는 의미로 사용되는 용어야. 너는 관계에서 무엇을 주고받니? 물질적인 선물도 있겠지만 보통은 시간과 감정을 더 많이 주고받을 거야. 함께 웃고 즐기고 위로와 공감을 나누기도 하지. 기브 앤 테이크는 자연스럽게 일어나는 상호작용이지 규칙이 아니야. 호의를 받았을 뿐, 빚진 게 아니니까.

다음의 체크리스트를 통해 관계를 살펴보자. 만약 한 개 이상 체크가 된다면, 둘의 관계를 되돌아볼 필요가 있어.

☐ 선물을 주었을 때 내가 원하는 반응이 보이지 않으면 기분이 나쁘다.

☐ 선물을 받았다면 그에 응하는 반응(감정 표현, 행동 등)을 해야 한다고 생각한다.

☐ 상대방의 요구를 거절하기 어렵다. 혹은 거절할 때 눈치가 보인다.

☐ 선물을 받을 때 걱정되거나 부담스럽다.

☐ 관계에서 한 사람만 선물을 준다.

☐ 사과하거나 화해할 때 선물을 준다.

☐ 선물을 줘야만 관계가 유지된다.

참! 이미 너도 알고 있겠지만 예전에는 온라인 친구가 선물을 준다면 너의 정보가 필요할 때도 있었어. 택배로 선물을 보내려면 집 주소, 연락처, 받는 사람 이름 등이 필요해서 내가 의도한 것보다 더 많은 정보를 상대방이 얻게 될 수도 있었어.

하지만 지금은 '선물하기'를 누르면 받는 사람이 직접 주소와 연락처를 입력하지. 혹은 안심 택배함이나 반값 택배를 이용할 수도 있어. 메신저를 이용한 선물하기도 예전에는 무조건 번호를 알아야 했지만, 최근에는 선물코드로 선물할 수 있게 되었잖아? 이처럼 내가 그 사람에게 어디까지 내 정보를 허용할 수 있는지 스스로 인지하고 선택할 수 있는 건 매우 중요하니 잊지 말자.

오 프 라 인 에 서

만 나 자 는 데   살 짝   걱 정 이 야

채팅을 하면서 내 마음을 잘 알아주는 친구를 만났어! 좋아하는 것도 비슷하고 말도 잘 통해서 자주 연락했는데, 그 친구가 직접 만나서 얘기하고 싶대. 나도 그 친구가 궁금하긴 한데 조금 걱정도 돼. 괜찮은 걸까?

#온라인친구 #오프라인모임 #안전하겠지?

온라인에서 친해진 사람과 만나기로 했구나! 궁금하고 기대되면서도 걱정스러울 거야. 나도 온라인에서 알게 된 사람을 처음 만나기로 했을 때 그랬어.

온라인 관계의 특성을 생각하면 불안함을 느끼는 건 자연스럽다고 생각해. 사실 상대방이 어떤 사람인지, 어떤 생각으로 나를 만나는지 확인할 방법이 없어서 그래. 그래서 나는 나만의 원칙을 만들었어. 한번 볼래?

1. 외롭거나 심심해서 갑자기 만나지 않기

서둘러서 만나기보다는 충분히 친밀감을 쌓고 만남에 대해 고민을 나누는 것이 중요한 것 같아. 갑자기 만남을 결정하면 상대방에 대한 정보나 친밀감이 부족해서 어려움이 생길 수 있어. 급작스럽게 만나다 보니 준비가 안 돼서 실수를 할 수도 있고 말이야. 충동적인 선택을 하고 나면 후회가 밀려오고는 해.

오프라인 만남을 하고 싶다면 왜 만나고 싶은지, 만나서 무엇을 하고 싶은지 생각해 보고 상대방과 대화해 보면 좋아. 충분히 상상해 보고 결정하면 더 만족스러울 거야.

2. 나만의 안전망 만들기

온라인 관계를 오프라인으로 확장할 때 이것만큼은 꼭 준비해야 해. 오프라인 만남을 하기로 결정했다면 그 사실을 네 주변 사람들에게 알리기로 해. 부모님이 아니어도 괜찮아. 친구나 믿을 수 있는 사람에게 언제, 어디서, 누구를 만나기로 했는지 알려주면 혹시 모를 위험에 대비할 수 있어.

상대방과 장소를 이동할 때 현재 위치를 친구에게 공유해 두면 좋아. 그리고 친구와 암호를 만드는 것도 추천해. 나는 친구랑 상대방이 마음에 들지 않을 때 '사이다'라고 말하기로 약속했었어. 암호를 메시지로 보내면 친구가 전화해 줘서 난감한 상황에서 벗어날 수 있지.

3. 공개된 장소에서 만나기

오프라인 만남을 한다면 공개적인 장소에서 만나는 걸 추천해. 너의 안전을 지키면서 충분히 대화할 수 있는 곳이 좋겠지? 나는 주로 분위기 좋은 카페나 맛집을 방문했어. 상대방의 취향이나 매너를 알 수 있으면서도 적정 거리를 유지할 수 있는 장소를 찾아봐.

4. 내 감정 존중하기

낯선 사람을 만나다 보면 생각보다 불편한 감정이 들 때가 많아. 서로에 대해 잘 몰라서 실수할 때도 있고, 마음만 먹으면 다시 안 볼 수도 있으니까 쉽게 행동하는 경우도 있어. 만약 만남 중에 불쾌한 일이 생겼다면 너의 감정을 우선시해 줘. 상대방에게 직접 불쾌함을 표현할 수도 있고, 만남이 끝나고 메시지로 말해 볼 수도 있어. 혹은 상대방에게는 말하지 않고 친구에게 하소연할 수도 있을 거야.

누가 자꾸 만나자고 쫓아다녀. 신고하는 게 나을까?

게임에서 친해진 애가 있는데 심심할 때 같이 게임 하려고 메신저 아이디도 주고받았어. 근데 얼마 전 부터 연락이 좀 자주 오고 계속 만나자고 하더라고. 그냥 넘기다가 계속 그러니까 짜증 나서 차단을 했 어. 그랬더니 이제는 게임에서 대답해 줄 때까지 나 를 쫓아다녀. 이 사람 신고하는 게 나을까?

#게임친구 #온라인스토킹 #온라인범죄신고

신고까지 생각하다니 많이 힘들었나 보다. 나도 비슷한 경험이 있는데, 처음에는 귀찮다가 계속 반복되니까 소름 끼치고 무섭기도 하더라. 네 마음 상태는 어때? 내가 바로 옆에서 위로해 주지는 못하지만 내 대답이 너에게 도움이 되길 바라.

지금 네가 경험하는 건 온라인 스토킹이라 할 수 있어. 온라인 스토킹은 디지털 기기를 이용해서 상대방의 동의 없이 글, 말, 부호, 음향, 영상, 화상 또는 물건(기프티콘 등) 등을 보내는 행위를 말해.

이런 문제를 마주했을 때 가장 중요한 건 네가 원하는 것을 아는 거야. 상대방이 너에게 연락하지 못 하게 하는 것, 사과를 받는 것, 법적 처벌을 받게 하는 것 등 어떤 것을 원하는지에 따라 해결 방법도 달라질 수 있어.

• 의사 표현하기

가능하다면 상대방에게 너의 의사를 분명하게 전달하면 좋아. 상대방의 행동으로 인해 네가 어떤 기분을 느끼고 있는지, 어떤 불편함이 있는지, 앞으로 상대방이 어떻게 했으면 좋겠는지, 문제가 지속될 경우 어떤 대응을 할 것인지 등을 말할 수 있어. 그런데 상대방이 너의 개인정보를 갖고 있거나 협박한다면 개인적 대응이 아니라 바로 전문가와 함께 대응하는 방법을 찾아야 해.

• 계정 차단하고 신고하기

상대방의 계정을 차단하는 것도 한 가지 방법이야. 물론 차단해도 다른 계정을 만들어서 다시 연락을 시도하는 경우도 있어. 그래서 최근에는 상대방 계정을 차단할 때 '○○○님이 만드는 새로운 계정 차단' 같은 기능이 추가된 곳이 많아. 계정 신고도 함께한다면 플랫폼에 해당 사용자가 문제 있음을 알릴 수 있겠지?

• 증거 수집하기

지금 당장 신고하지 않더라도 증거를 수집해 두면 유용해. 상대방과의 대화 내용을 스크린샷/녹화 기능을 이용해 기록하고 전화의 경우 녹음해 두면 좋아. 댓글의 경우 상대방이 삭제할 수도 있기 때문에 계정과 해당 내용이 보이도록 캡처해 PDF 파일로 보관해야 해. 네 피드에 불쾌한 게시글이나 댓글이 있다면 계속 신경 쓰일 거야. 그럴 때는 캡처 후 숨기기 기능을 통해 보이지 않게 할 수 있어.

개인적인
대응법

소녀들의 섹슈얼리티

제도적
대응법

• 신고하기

온라인 상에 일어난 사이버 범죄의 경우 '사이버범죄 신고 시스템ECRM'으로 신고할 수 있어. 신고와 상담을 온라인으로 접수할 수 있어서 편리하고 경찰서 방문 전 관련 서류를 작성할 수 있도록 지원하고 있어. 사이버범죄 신고시스템으로 온라인 접수를 한 후에 경찰서에 방문하면 조사가 이루어질 거야.

단, 온라인 신고는 직접 피해자만 가능하고 가족 등 대리인은 경찰서를 방문하거나 국민 신문고를 이용해서 신고할 수 있어.

• 전문가 도움 받기

온라인 스토킹의 경우 상대방이 좋아서 하는 행위이거나 피해자가 피하면 해결될 수 있는 일로 여기는 경우가 많아. 하지만 너의 일상에 침범이 일어났고 개인정보 문제가 발생했기 때문에 전문가의 도움을 꼭 받아야 해. (긴급상황 핫라인 190p를 참고해!)

스토킹은 누군가 너의 일상에 함부로 침범한 상황이기 때문에 계속 신경이 쓰이고 공포를 느낄 수도 있어. 이 문제는 결코 너의 잘못이 아니야. 신고를 하지 않더라도 전문가의 도움을 받았으면 해. 십대여성인권센터에 전화하는 것도 방법이고, 청소년성문화센터에서 성상담을 받을 수도 있어. 네가 경험하는 일상의 불편함이나 심적 어려움을 해결하는 데 큰 도움이 될거야.

Q. 그냥 좋아한다고 표현한 건데 그게 잘못이야?

A. 누군가를 좋아하는 건 그 사람의 자유지. 그렇지만 좋아한다고 해서 그 사람의 경계에 함부로 침범해도 된다는 건 아니야. 상대방의 동의 없이 몸을 만지거나 만나러 가는 것만 경계를 넘는 게 아니야.

상대방의 SNS 계정을 염탐하거나 사진을 저장하는 행위, 사생활을 알아내는 것, 상대방이 원하지 않는 글이나 이미지를 전송하는 것 모두 경계를 침범하는 문제 행동이라 할 수 있어.

Q. 원하지 않는 글이나 이미지를 보내는 것만 온라인 스토킹이야?

A. 현행법상(2022.06 기준)으로는 '정보통신망을 이용하여 물건이나 글·말·부호·음향·그림·영상·화상을 도달하게 하는 행위'로 정의하고 있어. 하지만 법률상의 정의가 다소 협소해서 온라인 스토킹의 다양한 형태를 담아내지 못하고 있어.

넓은 의미의 온라인 스토킹 정의는 다음과 같아.

디지털 기기를 이용하여 피해자의 명시적 허가 없이 직접 또는 제3자를 이용하여 1) 글, 말, 부호, 음향, 영상, 화상 또는 물건(기프티콘 등) 등을 도달하게 하는 행위, 2) 피해자의 개인정보를 사용(수집, 이용, 제공, 변형 포함)하는 행위, 3) 위 행위를 통해 개인의 생명과 신체, 생활의 안전 또는 (원치 않는 일을 겪지 않을)자유를 침해하거나 합리적인 사람에게 공포의 불안감을 야기할 만한 행위[*]

온라인 스토킹 유형은 다음과 같은 10가지로 분류돼.[**]

01. 타인이 나의 허락 없이 내 개인정보에 접근하여 나의 사생활을 알아내려고 하였다.

02. 타인이 나의 허락 없이 나의 개인정보를 알아내어 저장하였다.

03. 타인이 나의 허락 없이 나의 개인정보를 이용하여 나를 사칭하였다.

04. 타인이 나의 허락 없이 나의 개인정보를 내가 허락하지 않은 목적으로 사용하였다.

[*]   한국여성정치연구소, 온라인 스토킹의 실태 및 대응 방안(2021)
[**] 한국여성정치연구소, 온라인 스토킹의 실태 및 대응 방안(2021), 프로젝트 리셋, 온라인 스토킹 가해현황 및 온라인 스토킹이 기타 디지털 성범죄로 이어진 사례분석

05. 타인이 나의 허락 없이 나의 개인정보를 다른 범죄에 이용하였다.

06. 타인이 나의 허락 없이 나의 개인정보를 유포하였다.

07. 타인이 나의 허락 없이 나의 개인정보를 유포하여 제삼자의 범행을 부추겼다.

08. 타인이 나의 허락 없이 나의 개인정보와 함께 합성사진이나 성적 모욕 등의 허위 정보를 유포하였다.

09. 타인이 나의 허락 없이 나와 관련된 허위 정보를 임의로 사용하였다.

10. 타인이 나의 허락 없이 내가 원하지 않는 글, 이미지, 음향 등을 나에게 보냈다.

Q. 온라인 스토킹은 처벌하기 어려워?

A. 아직 법적 처벌에는 한계가 있어. '스토킹범죄의 처벌 등에 관한 법률안'을 통해 온라인 스토킹을 일부 규제할 수 있지만, 범죄의 정의가 협소해서 온라인 스토킹 전반을 규제하기에 어려움이 있어.

그렇다고 낙담하지마. 여러 여성단체와 전문기관에서 법령을 바꾸기 위해 노력하고 있으니 앞으로 변화할 가능성이 있어. 우리가 힘을 합치면 변화가 더 빠르게 일어날 거야!

Q. 혹시 온라인 스토킹도 무료로 법률 지원을 받을 수 있어?

A. 당연하지! 스토킹 피해자에게 무료 법률을 제공하는 기관이 있어. 대한법률구조공단, 대한변협법률구조재단, (사)한국성폭력위기센터, 한국가정법률상담소를 통해 지원받을 수 있어. 지원기관이나 정보에 대해 알고 싶다면 ☎1366으로 전화하면 돼!

그루밍, 그게 뭐야?

요즘 학교에서나 주변 어른들이 온라인 그루밍을
조심해야 한다고 하던데, 정확하게 그루밍이라는
게 어떤 거야? 이상한 온라인 채팅만 조심하면 돼?

#그루밍 #온라인그루밍 #디지털성폭력

그루밍이라는 단어를 어디서 처음 들어 봤니? 요즘 뉴스나 기사에서 온라인 그루밍이라는 단어를 쉽게 볼 수 있어. 그렇지만 친절하게 설명되어 있지 않아서 이해하기 어려웠을 거야. 그루밍에 대해 같이 알아보자.

본래 그루밍grooming은 동물의 털을 손질하거나 단장한다는 의미야. 길들인다는 의미를 사용해 신뢰를 쌓고 상대방의 심리를 조정해서 성착취를 수월하게 하는 행위를 그루밍 범죄라 부르고 있어.

온라인 그루밍은 SNS나 채팅, 게임을 통해 빠르게 친밀감을 쌓은 뒤에 발생해서 자신이 피해당했다는 걸 알아차리는 데 오랜 시간이 걸리기도 해. 또 성적 가해 행동을 자연스럽게 받아들이게 하려고 다양한 통제와 조종 기술을 사용하기 때문에 신고하거나 관계를 끊어 내기 어렵기도 하지.

우리는 온라인, 오프라인 상관없이 다양한 관계를 맺고 있어. 그 사이에서 위험한 관계를 골라내기란 쉽지 않아. 그러면 우리는 어떤 걸 할 수 있을까? 먼저 너의 디지털 경계를 만들도록 하자. 너라는 사람을 구성하고 있는 다양한 정보들이 있을 거야. 관계에 따라 개인정보를 공유하는 정도를 다르게 해보자.

너의 SNS 계정을 보았을 때 너를 모르는 사람들은 어떤 정보를 알아차릴 수 있을까? 네가 자주 가는 장소, 자주 소통하는 친구의 계정이나 이름, 너의 취향 등 다양한 정보가 있을 거야. 만약 너와 관계없는 사람이 너에 대해 아는 게 싫다면 게시물에 따라 공개 범위를 다르게 하거나 비공개 계정을 만들 수도 있어. 꼭 이렇게 해야 한다는 건 아니야. 단지 디지털 경계의 범위를 네가 인지하고 선택하고 조절할 수 있었으면 해.

처음부터 상대방이 너에게 다가온 목적을 알기는 어려워. 그루밍 피해자의 사례를 보면 바로 개인정보를 알려 달라고 하는 경우도 있지만, 너를 이해해 주고 공감하는 척하면서 친해지고 싫다고 다가오는 방식도 많아.[*] 네 호감을 얻기 위해서 게임 아이템을 선물하거나 고민 상담을 해 주기도 할 거야.

너에게 다가오는 사람을 모두 의심하고 조심한다는 건 솔직히 불가능해. 내가 추천하는 방법은 다른 사람과 고민을 나누는 거야. 혹시 친구들의 고민을 상담해 준 적 있어? 때로는 당사자가 보지 못하는 걸 주변인이 발견하기도 해. 남의 일이어서 더 객관적으로 보일 때가 있잖아? 만약 관계에서 불편함이 생긴다면 꼭 주변 지인들에게 고민 상담을 하길 바라. 친구가 아니어도 괜찮아. 요즘엔 채팅으로 상담해 주는 전문기관도 있거든.

마지막으로 가장 중요한 건 자책하지 않는 거야. 그루밍 범죄는 피해자의 잘못이 아니야. 네가 알아차리지 못한 잘못도 아니지. 가해자는 네가 도움을 요청하거나 신고하지 못하게 고립시키려 할 거야. "부모님께 알린다.", "네 주변 사람들에게 합성 사진을 보낼 거야"와 같은 협박을 하면서 피해자의 심리를 조

---

[*] 서울시, 탁틴내일, 2020년 청소년 대상 인터넷 이용 성범죄 피해 실태조사 결과보고서

정하곤 해.

이때 가장 좋은 방법은 빠르게 신고하고 전문가의 도움을 받는 거야! 부모님이 알게 될까 봐 상담을 주저하는 청소년이 많아. 탁틴내일의 도담별(디지털 성폭력·성착취 조기 개입 및 예방 사업)에서는 보호자 동의 없이도 상담을 받을 수 있어.

이러한 얘기로 네 두려움이 커지지 않으면 좋겠어. 텔레그램 'N번방' 사건을 기점으로 아동·청소년에 대한 온라인 그루밍을 처벌하고 예방할 수 있는 법령이 신설되었어. 아동·청소년을 성적으로 착취하기 위한 목적으로 성적 욕망이나 수치심, 혐오감을 유발하는 대화를 지속적·반복적으로 하거나 성적 행위를 하도록 유인·권유하는 행위는 법적으로 처벌(3년 이하 징역 또는 3,000만 원 이하 벌금)을 받아.

게다가 아동·청소년 대상 디지털 성범죄를 예방하기 위해 경찰이 신분을 위장하여 수사할 수 있는 수사 특례규정도 생겼어! 온라인 잠복 수사를 통해 적극적으로 그루밍 가해자를 찾아낼 수 있게 된 거지.

세상은 변하고 있어. 문제를 예방하고 해결할 수 있도록, 피해자를 보호할 수 있도록 나아가고 있으니 우리 혼자 고민하며 낙담하지 말자.

다음 표를 통해 네가 지금 처한 상황과 비교해 보고, 문제가 생겼다면 꼭 주변에 도움을 요청해 보기로 해.*

피해 발생 시 대처 방법

1. 문제를 인지했을 때 바로 증거를 수집한다. 가해자와의 통화는 녹음하고 채팅 내용은 화면 녹화나 스크린샷을 통해 저장한다. 이때 대화를 나누던 채팅방을 나가지 않는다.

2. 시간 순서에 따라 사건에 대해 육하원칙에 맞추어 기록한다.

3. 디지털성범죄 전문기관에 도움을 요청한다. 전문기관을 통해 상담 지원, 수사 및 법률 지원이 가능해! (긴급상황 핫라인 190페이지에서 확인해 봐)

---

* 서울시, 탁틴내일, 2020년 청소년 대상 인터넷 이용 성범죄 피해 실태조사 결과보고서

연락받은 매체

메신저 40%	게시글에 대한 댓글 32%	게임 28%

낯선 사람에게 연락받은 내용

1위	개인 정보를 알려 달라고 했다.	22.6%
2위	나를 이해해 주고 공감하며 대화를 통해 서로에 대해 알아가자고 했다.	18.6%
3위	쉽게 용돈을 벌 수 있는 방법을 알려 주겠다고 했다.	9.6%
4위	얼굴, 손, 발, 몸, 특정 신체 부위 등 사진을 찍어 보내 달라고 했다.	5.6%
5위	'친구가 되고 싶다/친해지고 싶다/마음에 든다'고 표현했다.	4.9%

온라인에서 내 얼굴이 합성된 사진을 봤는데, 이거 어떻게 하지?

친구가 나한테 어떤 링크를 보내 줬어. 들어가 보니까 내 얼굴이 음란한 사진에 합성되어 있더라고…. 인터넷에 올린 거면 이미 많은 사람이 봤겠지? 이거 지울 수 있을까? 어떻게 해야 해? 너무 난감하고 무서워.

#디지털성범죄 #딥페이크 #불법유포

너무 놀라고 어떻게 해야 할지 난감했을 텐데 이렇게 질문해 줘서 고마워. 나라면 이 상황에 어떻게 해야 할지 몰라서 끙끙 앓고 있었을지도 몰라. 내 말이 너에게 실질적인 도움이 되었으면 좋겠다.

혹시 '내가 더 조심했다면 이런 일이 생기지 않았을 텐데' 하며 자기 비난을 하고 있다면 그것부터 멈추자. 후회하며 부끄러워해야 할 사람은 네가 아니라 가해자라는 걸 잊지 마.

나랑 같이 천천히 대응을 준비해 보자. 먼저, 이 문제를 언제 알게 되었니? 물론 그날을 떠올리기 싫고 기억하고 싶지 않을 수 있어. 그렇지만 기억이 흐릿해지거나 증거가 사라지기 전에 기록해 두는 게 중요해.

소녀들의 섹슈얼리티

만약 고통이 너무 심하다면 법적 대응 전에 상담 지원을 통해 네 마음을 다독이는 시간을 갖도록 하자. 성폭력 피해자 지원 기관에 방문하여 상담을 받을 수도 있고, 치유 프로그램에 참여할 수도 있어. 상담을 통해 적극적으로 대응해 나갈 에너지를 먼저 만들어 보자.

대응할 때 가장 먼저 해야 할 일은 사건을 인지한 경로와 정황을 기록하는 거야. 합성된 사진을 어디서 발견했는지, 어떻게 알게 되었는지, 유포한 상대방은 누구인지 등 시간 순서에 따라서 사건을 기록하면 돼. 그 후에는 사진이나 영상물에 대한 스크린샷, 게시물 링크 등을 수집해야 해. 혼자 하기 어려울 때는 디지털 성범죄 피해자 지원센터에서 채증자료(사진, 동영상 등) 지원을 받을 수 있어.

대응 방법을 알고 나면 이미 유포된 사진과 영상을 어떻게 삭제할 수 있을지 궁금할 거야. 디지털 장의사와 같이 삭제 지원을 하는 영리업체를 이용하는 방법이 있을 수 있어. 하지만 이곳을 이용할 때에 유의해야 할 필요가 있어! 영리업체를 통해 삭제할 경우 가해자 처벌과 보상 등과 관련한 증거 수집이 어려울 수 있어. 그리고 비용도 무시 못 하지. 온라인 특성상 복제와 유포가 쉬워서 생각보다 시간이 오래 걸리기도 해.

그래서 영리업체보다는 정부에서 지원하는 기관의 도움을 받는 걸 추천해. 디지털 성범죄 피해자 지원센터나 한국 사이버 성폭력 대응센터에서 무료로 삭제 지원을 하고 있어.

폭력을 경험하고 난 뒤에는 회복하기까지 시간이 오래 걸리고 힘들 수도 있어. 회복하는 과정에서 힘이 빠지기도 하고 이 문제를 해결할 수 없을 거라는 무력감이 몰려올 수도 있지. 그럴 때는 치유 모임이나 피해 당사자 모임에 참여하면 좋아. 너는 혼자가 아니야. 너를 응원하고 너의 어려움을 함께할 조력자가 있다는 걸 기억해 줘.

Q. 디지털 성범죄와 디지털 성폭력은 뭐가 다른 거야?

A. 디지털 성폭력은 디지털 기기를 이용하여 동의 없이 상대방의 신체를 촬영하거나 촬영물을 동의 없이 유포, 복제, 합성, 유포 협박, 저장, 전시하는 행위 및 디지털 공간, 미디어, SNS 등에서의 성적 괴롭힘을 뜻해.* 이러한 디지털 성폭력 중에서 법령을 근거로 성범죄로 인정되는 일부 폭력을 디지털 성범죄라고 불러.

현재는 성적 목적을 위한 불법 촬영, 성적 피해 촬영물 비동의 유포, 허위영상물, 통신매체를 이용한 음란 행위 등을 디지털 성범죄로 규정하고 있어.

Q. 디지털 성범죄와 관련해서는 어떤 지원을 받을 수 있어?

A. 디지털 성범죄 피해자 지원센터에서는 피해 상담, 삭제 지원, 지원 기관과의 연계를 통한 수사, 법률, 의료 지원을 받을 수 있어.

* 한국여성인권진흥원, 디지털 성폭력 피해지원 안내서(2021)

1 상담지원	**2** 삭제지원	**3** 연계지원
• 관련 문의 응대	• 피해 촬영물 등 삭제 요청	• 수사 과정 모니터링 및 채증 자료 작성 지원
• 지원 내용 안내	• 유포현황 모니터링	• 의료 지원 및 심리 치유 지원 연계
• 삭제지원 접수 및 상담	• 삭제지원 결과보고서 조회	• 무료 법률 지원 연계

Q. 사진이 불법 유포되었는지 정확히 몰라도 도와줘?

A. 유포 여부가 불확실한 경우에는 '유포현황 모니터링'을 신청할 수 있어. '유포현황 모니터링'이란 구체적인 URL이 발견되지 않았지만 유포 사실이 의심될 때 키워드 검색, 센터 내 시스템 등을 활용하여 피해 촬영물 유포 여부를 확인하는 것을 의미해.[*] 다만 유포현황 모니터링도 반드시 촬영물 원본이 확보되어야 가능해.

---

* 디지털성범죄피해자지원센터, https://d4u.stop.or.kr/

디지털 성범죄 유형과 지원법률 *

유형		적용법률	성격
촬영물 이용 성폭력	불법촬영	성폭력처벌법 제14조 제1항 청소년성보호법 제11조 제1항	• 설치형, 직접 촬영형(이동형) • 타인의 신체를 그 의사에 반하여 촬영 • 아동·청소년 성착취 촬영물 제작
	유포·재유포	성폭력처벌법 제14조 제2항, 제3항 정보통신망법 제44조의7 청소년성보호법 제11조 제2항, 제3항	• 성적 촬영물 유포·재유포 • 본인 동의 촬영물 포함(최초 유포자) • 촬영 시 동의 여부와 관계없이 정보통신망을 통한 비동의 유포·재유포 • 아동·청소년 성착취 촬영물 유포
	유포 협박	성폭력처벌법 제14조3 제1항, 제2항 정보통신망법 제44조의7 제1항 3호	• 성적 촬영물을 유포하겠다는 협박 • 유포 협박을 통해 사람의 권리행사를 방해하거나 의무 없는 일을 하게 함 • 공포 유발 영상 등 반복 전송
	유통·소비	정보통신망법 제42조 정보통신망법 제44조의7 전기통신사업법 제22조의3 전기통신사업법 제92조 전기통신사업법 제104조	• 영리 목적으로 성적 촬영물의 유포 방조 및 협력 • 비동의 유포 성적 촬영물을 시청·공유·저장 등의 방식으로 소비
	소지·구입·저장	성폭력처벌법 제14조 제4항 청소년성보호법 제11조 제5항	• 비동의 유포 성적 촬영물을 소지·구입·저장 또는 시청
허위 영상물 이용 성폭력	합성 제작	성폭력처벌법 제14조의2 제1항	• 반포 목적으로 사람의 얼굴·신체 또는 음성을 대상으로 성적으로 편집·합성·가공함
	유포	성폭력처벌법 제14조의2 제2항, 제3항	• 성적 허위영상물 유포·재유포
사이버 괴롭힘	사진 도용 및 성적 괴롭힘	성폭력처벌법 제13조 정보통신망법 제70조 형법 제307조 명예훼손 형법 제311조 모욕	• SNS, 문자, 전자우편, 모바일 앱 등의 사이버 공간 내 성희롱 및 원치 않는 성적 이미지나 영상(링크) 전송

* 한국여성인권진흥원, 디지털 성폭력 피해지원 안내서(2021)

긴급상황 핫라인

폭력유형	기관명	소통방식	연락처	상담시간
디 데 성	한국여성의전화	전화상담 내방상담	02-2263-6464	평일 10:00~17:00
디 데 성	여성긴급전화	전화상담	지역번호+1366	365일 24시간
디 데 성	여성폭력 사이버 상담소	온라인상담	여성폭력사이버상담 (kakao)	365일 24시간
디 성	한국성폭력상담소	전화상담 내방상담	02-338-5801	평일 10:00~17:00
데 성	한국성폭력위기센터	전화상담 내방상담	02-883-9284	평일 10:00~17:00
성	해바라기센터	내방상담	지역센터 검색	365일 24시간
디	도담별(탁틴내일)	온라인상담	도담별 오픈채팅 (kakao)	평일 9:00~18:00
디	한국사이버성폭력대응센터	전화상담	02-817-7959	평일 13:00~17:00
디	디지털성범죄피해자지원센터	전화상담	02-735-8994	365일 24시간
디	경찰청 사이버 수사국	전화상담	긴급신고 112	365일 24시간
디 데 성	탁틴내일	전화상담 내방상담	02-3141-6191	평일 9:00~18:00
디 데 성	십대여성인권센터	온라인상담	(kakao) cybersatto (LINE) teen-up	평일 9:30~18:30
디 데 성	아하서울시립성문화센터	온라인상담 내방상담	성교육성상담아하센터 (kakao)	평일 18:00~22:00

디 디지털 성폭력 데 데이트 폭력 성 성폭력

성문화센터와 성폭력상담소, 해바라기센터 등은 지역별로 있으니 네 생활반경과 가까운 곳을 검색해봐!

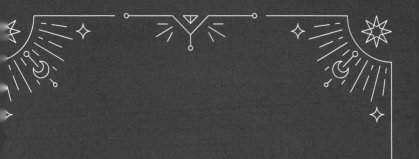

Part 5

성평등이 나랑
관련 있어?

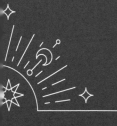
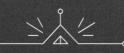

소녀다움이 대체 뭔데?

\#소녀다움 \#난그냥청소년

조신한

미소　성에 대해 무지한

여자애 방이 이게 뭐니?

얌전한　감정적인　여리여리　순수한

5Kg만 빼면 진짜 예쁠텐데　발랄한

뽀송뽀송

청량　상냥한　교복　해맑은　청순　매끈한 다리

여자애가 왜 이렇게 드세　화장하지 마라

화장은 예의지

'소녀'하면 어떤 생각이 떠올라? 소녀다움은 여자다움과는 닮았지만 미묘하게 다른 느낌이야. 성인 여자에게는 '화장은 예의'라고 말하지만, 여자 청소년에게는 화장을 금지시키지.

그런데 성인 여성에게 바라는 화장을 자세히 보면 소녀다움과 연관되어 있음을 알 수 있어. 흰 피부, 불그스름한 볼, 뽀송뽀송한 피부…. 여자들은 소녀다움을 강요받는 동시에 나이가 들어도 소녀다움을 유지해야 한다는 압박을 받는 거지.

우리나라에서는 청소년을 무성적인 존재로 여기지만 소녀는 성적인 대상이 되곤 해. 여자 청소년이 성행동을 하거나 성욕을 표출하는 건 사회적으로 금기되어 있다는 걸 너도 잘 알 거야. 미디어에서 청소년의 성행동은 성폭력이나 예상치 못한 임신과 같이 '문제적'인 것으로 표현되는 것만 봐도 쉽게 알 수 있지.

그런데 여고생이나 여자 교복을 검색하면 "청소년에게 유해한 결과가 있습니다. 성인인증을 하세요."라는 안내 문구가 떠. 참 아이러니하지 않나? 성에 대해 제약을 받는 대상이 성적대상으로 소비된다니 말이야.

다른 사람들이 정의하는 소녀다움이 아니라 지금 이 순간 소녀인 네가 정의하는 소녀다움은 뭐니? 나의 소녀 시절을 생각하니까 스텔라 장의 「소녀시대」라는 노래가 떠오르네. 인터넷에서 꼭 가사를 검색해 보면 좋겠어.

소녀다움이 너의 한계를 규정짓는 틀이 아니라 너만의 개성을 담는 표현이 되길 바랄게!

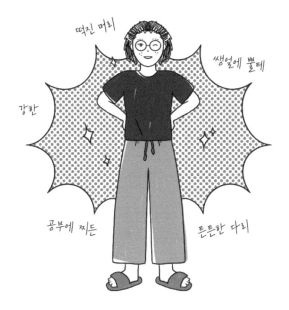

떡진 머리

쌩얼에 뾰루지 (뾰루지)

강한

공부에 찌든

튼튼한 다리

페미니즘은 왜 이렇게 과격해?

인터넷 보면 페미니즘은 왜 맨날 시위하거나, 댓글을 나쁘게 달거나, 모르면 공부하고 오라고만 해? 모르면 좀 알려주면 안 되나? 왜 이렇게 불친절해?

#페미니즘 #친절한페미니즘?

혹시 전국장애인차별철폐연대(전장연)의 이동권 보장을 위한 지하철 시위를 들어 봤니? 어떤 사람은 전장연의 시위에 대해 알아보기도 하고 또 어떤 사람은 무작정 욕설을 퍼붓기도 해. 이런 식의 시위는 오히려 시위의 의도를 퇴색시키는 것이 아니냐고 생각할 수도 있어.

정말 이상하지. 항쟁, 투쟁, 시위를 통해 이룩한 민주주의의 역사와 별개로 시위나 집회가 자신의 일상을 방해하지 않는 어떤 부드러운 방식이길 바라는 게 말이야. 오랜 인류 역사에서 부드럽게 설득하는 전략은 수없이 실패했어. 기득권은 사회적 소수자, 약자의 이야기를 잘 들어 주지 않아. 충분하게 시끄럽지 않으면 '존재'하고 있다는 취급도 하지 않더라. 이런 역사를 봤을 때 기존 체제를 부수고 바꾸는 이야기를 조용히 하긴 쉽지 않겠지.

100년 전 여성의 참정권을 요구했던 서구의 페미니스트들은 조롱과 멸시의 대상이었어. 상점의 유리창에 돌을 던지고, 우체통에 불을 지르거나 전선을 끊어 버리는 행동 때문에 페미니스트들은 과격하고 난폭하다고 멸시받았지.

2016년 이후 한국에선 여성혐오에 대항하는 미러링 단어들이 나오기 시작했고, 온라인에는 '페미니스트들은 과격하다'라는 말이 도배되었어. 결론적으로 내 말은 '페미니스트는 과격하다'는 편견은 아주 오랜 옛날부터 있었다는 얘기야.

페미니즘은 나의 경험이 성차별이고 성폭력이고 여성혐오임을 알게 해 주었어. 분노가 일고 이 사회를 바꾸고 싶게 만들었지. 나만이 아니라 많은 여성이 분노했어. 그리고 목소리를 내고 이야기했지. 이것은 성차별이고 성폭력이라고. 이 제도를 바꾸라고.

그래, 맞아. 페미니즘이 불편한 여성도 있어. 그런데 페미니즘은 그런 거야. 알면 알수록 일상이 불편해지는 것 투성이야. 드라마 장면 하나하나가 거슬리고, 친구들이 하는 농담 한마디도 쉽게 흘려 보내지 못하지. 그만큼 문제 있는 내용이, 문제 있는 발언이 많으니까 그런 거야.

예전에는 이걸 어떻게 건의해야 하는지 몰라서, 이 감정을 어떻게 설명하고 뭐라고 지적해야 하는지 고민하느라 시간을 보냈다면 이젠 건의할 수 있을 만큼 단어를 알았고, 상대의 말을 지적할 만큼의 용기도 가지게 된 거야.

진실은 권력을 가진 사람을 불편하게 만들어. 진실을 받아들이는 순간 사회를 바꾸고 스스로 변화해야만 하니까. 그래서 차별받는 사람이 목소리를 낼 때 기득권은 그 목소리에 문제가 있다는 식으로 말해. 마치 이런 식이지. "너무 과격해. 좀 조용히 해."

그러니 목소리가 너무 크다고 불평하기 전에, 너무 과격하다고 말하기 전에 무엇을 말하고 있는지 제대로 들어보면 좋겠어.

지금까지 페미니즘이 바꾸어 놓은 제도적, 문화적 변화들은 그 과격한 모습 덕분에 만들어진 거야. 앞으로도 성차별적인 제도나 관습, 성폭력적인 문화, 성차별 문제에서의 기득권 등은 당연히 격렬하게 저항하며 페미니스트들의 말을 거부할 거야.

그렇지만 결국 페미니즘을 과격하다고 말하는 비난이나 저항은 딱 그만큼 페미니즘이 필요하다는 걸 보여 주는 증거 아닐까?

난 여자지만
차별받은 적 없는데?

페미니즘은 여자가 차별받는다고 얘기하던데, 나는 여자지만 그런 생각해 본 적 없어. 그래서 사실 공감이 잘 안 되고 그 사람들이 너무 예민한 거 아닌가 하는 생각도 들어. 여자가 받는 차별만 말하니까 점점 더 남녀로 나뉘어서 싸우게 되는 거 같기도 하고. 함께 잘 되는 길은 없어?

#여성차별 #남녀갈등

차별받은 적이 없다니 정말 다행이다. 그렇지만 네가 차별받은 적이 없다는 게 이 세상에 성차별이 존재하지 않는다는 뜻이 되지는 않아. 우리가 전쟁을 경험하지 않았다고 해서 실제 전쟁이 없는 것도 아니고, 내가 기아를 못 겪었다 해서 기아 문제가 존재하지 않는 일이 되지는 않는 것처럼 말이야.

우리 눈에 보이지 않는 차별은 어디에나 있어. 또 내가 겪었음에도 그동안 차별인지 모르고 살았던 것들도 많지. 차별에 대해 빠르게 알아차릴 수 있도록 도와주는 것이 바로 '성인지 감수성'이야.

같은 종목이지만 성별을 이유로 훨씬 노출이 심한 유니폼을 입는 여성 스포츠 선수들, 다양하지만 다 똑같이 눈이 크고 예쁘고 마른 디즈니 여자 캐릭터들, 남자 화장실엔 아기와 함께 들어가 볼일을 보기 어려운 점, 여성 화장실에만 기저귀 교환대가 있는 것, 여자니까 무거운 물건을 들지 말고 나와 있으라고 말하는 것 등등. 이런 것들을 바로 차별이라고 할 수 있어.

여성의 몸을 성적 대상으로만 보기 때문에 운동에 방해될 정도로 짧은 상·하의를 입게 규정으로 강제하거나, 레깅스 바지를 입었다고 선수 자격을 박탈시키는 등의 행위가 있었다는 걸 우리는 어떻게 설명해야 할까?

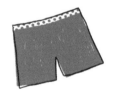

"엉덩이 10cm 이상 덮었다"... 비키니 거부한 비치핸드볼팀 벌금

"성적 대상화 싫어"... 노출 없는 유니폼 입은 독일 체조선수들

"비키니 안 입었다고 벌금" 비치핸드볼팀 반바지 경기 논란

"무엇을 입을지는 우리가 정한다"... '노출 없는 유니폼' 독일 여자체조팀

이런 차별을 지속적으로 찾아내고 바꾸려는 노력이 필요해. 성인지 감수성은 너와 사회를 이해하는 아주 좋은 열쇠가될 거야. 무엇이 옳음이고 그름인지 판가름하는 데 도움을 주겠지. 그렇기에 다양한 약자가 있음을 알고 그들의 삶을 알아보려는 노력이 필요해. 배움이 있어야 감수성도 그에 맞게 성장할거야.

주변과 너의 경험을 나누어 보는 것도 좋겠다. 같은 생활공간을 이용하면서도 서로 경험이 다르다면 너의 시야가 조금 더넓어지겠지. 그리고 그 차별과 폭력을 설명하는 용어도 더 많이알게 될 거야.

이렇게 더 많은 것을 알고 난 후에도 네가 말했던 것처럼 너의 삶에 차별이 없었기를, 그리고 또 앞으로도 없기를 진심으로바랄게.

여자도 여성혐오를
할 수 있다는 게 무슨 말이야?

여성혐오가 정확하게 뭔데 여자도 여성혐오를 할 수

있다는 거야? 난 전혀 이해가 안 가.

#여성혐오 #미소지니 #여자도여혐한다고?

여성혐오는 단순히 여성을 싫어하고 미워하는 감정이 아니야. 여성혐오는 '미소지니misogyny'의 번역어야. 미소지니는 여성에 대한 숭배, 편향적 사고, 여성을 동등한 인격체로 인지하지 않는 것을 말해. 여성혐오가 만연한 이 사회에 사는 한 여성혐오로부터 자유로운 사람은 없을 거야. 우리나라뿐만이 아니라 외국도 마찬가지고.

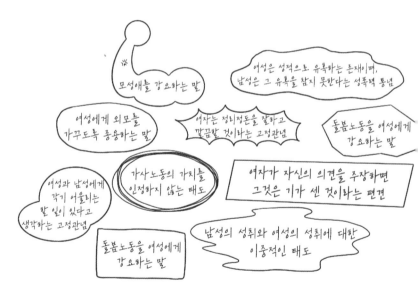

여성은 성적으로 유혹하는 존재이며, 남성은 그 유혹을 참지 못한다는 성폭력 통념

모성애를 강요하는 말

여성에게 외모를 가꾸도록 종용하는 말

여자는 정리정돈을 잘하고 깔끔할 것이라는 고정관념

돌봄노동을 여성에게 강요하는 말

가사노동의 가치를 인정하지 않는 태도

여성과 남성에게 각기 어울리는 할 일이 있다고 생각하는 고정관념

여자가 자신의 의견을 주장하면 그것은 기가 센 것이라는 편견

돌봄노동을 여성에게 강요하는 말

남성의 성취와 여성의 성취에 대한 이중적인 태도

소녀들의 섹슈얼리티

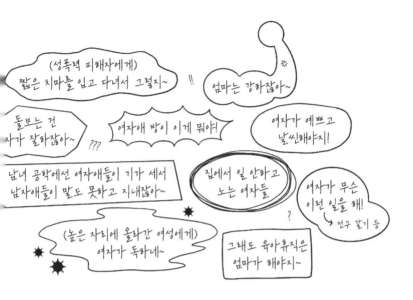

어때? 이런 말을 꼭 남자만 하진 않겠지. 성폭력 가해자를 옹호할수록, 여성에 대한 고정관념을 강화할수록 여성혐오를 한다고 볼 수 있지. 많은 여자가 이런 이야기를 들으며 자랐기 때문에 여자라고 해도 여성혐오로부터 자유로울 수 없는 거야.

중요한 건 이제부터라도 하지 않으려고 노력해 보는 거야. 여자다움/남자다움을 나누는 성별 고정관념이 담긴 말, 성별에 따른 이중잣대, 성차별적인 발언, 성폭력 통념 등의 발언은 하지 않으려고 노력할 수 있는 부분이니까.

만약 주변에서 이런 말을 하는 사람이 있다면 크게 반응하며 대꾸하지 않아도 괜찮아. 그렇게 말하면 문제가 될 수 있다고, 그 말은 여성혐오적인 발언이라고만 넌지시 알려주자.

여성혐오를 없애기 위해 엄청 거대한 시위를 열거나 참여하는 것만이 전부는 아니야. 내키지 않는다면 반드시 참여하지 않아도 괜찮아. 네 주변에 있는 사람들이 여성혐오를 인지할 수 있도록 몇 번 말해 주는 것만으로도 점점 변화가 나타날 거야.

너와 네 주변에서도 작지만 긍정적이고 의미 있는 변화들이 생겨나기를 바랄게.

잠재적 가해자 취급하지 말라는 말에 뭐라고 하지?

성폭력 예방 교육을 듣는데 같은 반 남자애들이 왜 남자를 잠재적 가해자 취급하냐면서 불공평하다고 교육 내내 불만을 쏟아내서 수업이 중단됐어. 도대체 그 말에 어떻게 답해야 대화가 통할까?

#잠재적가해자 #성폭력예방교육

잠재적 가해자 취급하지 말라며 억울함을 호소하는 상대방에게 우린 뭐라고 할 수 있을까? 가해자 취급은 억울함으로 끝이지만 피해자는 정말로 위험할 수 있는데, 이걸 왜 이해하지 못하냐고 따져 물어야 할까?

특히 'N번방 사건'으로 알려진 디지털 성착취 사건 때 자신들은 N번방에 들어가지도 않았는데 잠재적 가해자 취급을 받아서 억울하다는 글이 많아서 너무 놀랐어. 자신들은 N번방 사건에 가담하지 않은 무고한 남성이며 가해자 취급을 받은 피해자의 위치로, 문제를 제기한 여성들이 오히려 가해자라고 주장하는 말들은 어이가 없더라.

성폭력 사건이 터질 때마다 늘 "남자 입장도 들어봐야 한다", "여자가 꽃뱀일 수 있다" 하는 무고죄 이야기가 판을 치지만, 그래도 어떻게 이 엄청난 수의 가해자가 존재하는 N번방 사건을 두고 그렇게 말할 수 있는지 황당했어. 그리고 저런 말에 어떻게 대응해야 효과적일지 오래 고민했어.

고민 끝에 나는 저런 말에 하나하나 답하지 않기로 결론을 내렸어. 이유는 간단해. 아무리 옳은 말이라도 들을 준비가 된 사람한테만 들리거든. 저렇게 논리적이지 못한 말을 하는 사람은 내가 아무리 논리적으로 설명해도 하나도 들리지 않을 거야. 그러다 보면 전혀 관련 없고 의미 없는 소모적 논쟁만 하게 되는 거지.

너도 마찬가지야. 굳이 답해야 할 의무나 책임을 느끼지 마. 대화할 열의가 있고 들을 준비가 된 사람과 얘기해도 모자라니까.

그래도 꼭 한마디 하고 싶다면 "친구를 때리면 안 돼"라는 말을 들으면 "날 친구 때리는 폭력범 취급하는 거야?"라는 생각이 드는지 물어보자. 그렇지 않다고 한다면 성과 관련한 범죄에서도 하지 말라는 말에 동의하는 게 먼저가 아닐지 물어봐. 만약

두 질문에 대한 답이 다르면 대화하기를 포기하자. 너의 심신을

위해서라도.

페미니즘 운동으로
뭐가 바뀌었어?

페미니즘 운동은 꽤 오래전부터 있던 거라고 하던
데, 어떤 역사적 사건이 있었는지 궁금해. 알려줄 수
있어?

#페미니즘운동 #페미니즘역사

대한민국 최초의 성평등 선언문이 있어. '여권통문'이라고 해. 무려 1898년에 발표된 선언문이지. '여성도 남성과 동등한 인간'임을 자각하고, 교육권·직업권·참정권을 주장하며 구체적인 실천 의지를 밝힌 여성들이 주도한 선언문이지.

　이 선언은 근대 여성운동의 시발점이라 할 수 있어. 실제로 선언으로 끝나지 않고 여성 교육을 현실화하기 위한 후원 단체를 조직하기도 했거든. 여러 우여곡절이 있었지만, 상당수의 여학교가 설립되는 데 큰 영향을 미쳤어.

　이후 일본에 국권을 빼앗기고 여성운동은 독립투쟁으로 변화하게 돼. 가장 대표적인 '근우회'는 행동강령만 보더라도 굉장히 앞서가는 인권 의식을 가지고 있었던 것으로 보여. 일본의

무자비한 탄압에 강제로 해산되고 말았지만 말이야.

하지만 상당수의 여성이 독립운동과 함께 공창제도(관官의 허가를 받고 매음 행위를 업으로 하는 공창을 인정하는 제도) 폐지 운동을 하기도 했어. 독립 이후에도 지속적으로 공창제를 반대한 결과 공창제가 폐지되기도 했지.

여성운동은 그 후에도 이어졌어. 호주제 폐지로 대표되는 가족법 개정 운동이나 여성 노동자들의 투쟁이 있기도 했지. 민주화 운동과 함께 여성 노동자들의 생존권 투쟁 지원에도 앞장섰어. '기생 관광 반대 운동'도 대표적인 여성운동이야.

1977년도엔 이화여자대학교에 '여성학' 강좌가 개설돼. 이후 페미니즘이 확산되었지. 여러 여성이 놓인 상황에 주목해 아주 혁신적인 여성운동을 했던 '여성 평우회'도 있었어. 가정폭력 문제를 의제화한 '한국여성의전화', 여성 노동자 인권을 이야기한 '한국여성민우회' 등이 독자적인 여성단체의 시초라고 할 수 있지.

이런 여성단체들은 여성에 대한 폭력들을 사회적 의제로 가져와 계속 공론화했어. 사람들이 잊지 않고 관심을 가지도록 말이야. 아동성폭력 피해자가 성인이 되어 가해자를 살해한 사건, 계부에 의한 지속적인 성폭력 피해자가 애인과 함께 계부를 살해한 사건, 조교에 대한 성희롱 사건 등을 공론화하면서 [성폭력 특별법], [가정폭력방지 및 피해자보호 등에 관한 법률], [성매매 특별법] 등을 제정하게 돼. 우리가 알고 있는 일본군 위안부 공론화도 이때 시작되었어.

2018년엔 미투운동이 전 세계를 강타했지. 소라넷 폐지 운동, N번방 방지법 제정, 낙태죄 폐지 운동, 탈코르셋 운동 등 굉장히 다양한 영역으로 여성운동이 확장되었어. 어때? 많은 일이 있었지?

페미니즘은 각종 차별과 착취에 고통받는 사회적 약자들에 귀 기울이며 함께 힘을 모으고 공론화하며 살아왔어. 지난 시간 동안 축적해 온 경험은 앞으로도 이 사회를 더 나은 모습으로 발전시키겠지. 더 나은 대한민국의 모습을 위해 다들 공부하고 관심을 가지자!

이 책을 읽고 난 뒤 너의 몸과 마음, 관계에 대해 더 관심이 생겼으면 해. 모든 해답이 들어있는 책보다는 네가 다양한 선택을 하고 결정할 수 있는데 응원과 도움을 주는 서포터 같은 책이 되었으면 하는 마음으로 준비했어. 관계에 어려움이 생길 때, 내 몸을 사랑하기 힘들 때, 불평등을 마주할 때 손이 가는 책이길 바라면서 말이야.

이 책을 통해 너에게 '성'이 불안과 두려움이 아니라 일상의 한 부분이자 너의 권리로 다가왔길 바라.

이 책 말고도 몇 가지 참고 할 도서와 영상을 추천해 두었으니 꼭 찾아보길 바라.

참고 도서와 영상

분류	구분	제목	저자/감독	비고
#외모	도서	외모 왜뭐	경진주 외 7인	북센스
	영상	나는 내 모습이 마음에 안들까?	Amaze org	젠더온 (유튜브)
	영화	머리카락	이미해	전체관람가
#몸	도서	소녀 몸 교과서	윤정원, 김민지	우리학교
	영화	겨털소녀 금붕어	정다히, 권영서	전체관람가
	영화	메이의 새빨간 비밀	도미 시	전체관람가
#월경	도서	생리를 시작한 너에게	엘리스 캉, 유미스 타인스	다산어린이
	도서	생리공감	김보람	행성B
	영화	피의 연대기	김보람	12세관람가
#운동	도서	여자는 체력	박은지	메멘토
	도서	여자가 운동을 한다는데	이은경	클
	방송	골 때리는 그녀들	SBS	12세관람가
	방송	언니들이 뛴다 마녀체력 농구부	JTBC	12세관람가
#사랑	도서	오, 사랑	조우리	사계절
	드라마	하트스토퍼	앨리스 오스먼	15세관람가
	영화	앨리스:계절의 틈	채가희	12세관람가
	영화	내가 사랑했던 모든 남자들에게	마이클 피모그라니	15세 관람가

#섹스	도서	돌직구 성교육	제인 폰다	예문아카이브
	도서	성교육이 끝나면 더 궁금한 성 이야기	플랜드 패런트후드	휴머니스트
#디지털	도서	안전하게 로그아웃	김수아	창비
	도서	우리가 우리를 우리라고 부를 때	추적단 불꽃	이봄
#성평등	도서	소녀, 설치고 말하고 생각하라	정희진 외 11명	우리학교
	도서	학교에 페미니즘을	초등성평등연구회	마티
	도서	나의 첫 젠더수업	김고연주	창비
	영화	립스틱 레볼루션	양소영	12세관람가
	영화	히든 피겨스	데오도르 멜피	12세관람가

소녀들의
섹슈얼리티

2022년 9월 1일 1판 1쇄 펴냄

지은이 | 이수지 · 노하연
펴낸이 | 김철종

펴낸곳 | (주)한언
출판등록 | 1983년 9월 30일 제1-128호
주소 | 서울시 종로구 삼일대로 453(경운동) 2층
전화번호 | 02)701-6911 팩스번호 | 02)701-4449
전자우편 | haneon@haneon.com

ISBN 978-89-5596-933-7 (43510)

이 책은 저작권법에 따라 보호를 받는 저작물이므로 무단 전재와
무단 복제를 금지하며, 이 책의 전부 또는 일부를 이용하려면 반드시
저작권자와 (주)한언의 서면 동의를 받아야 합니다.

만든 사람들
기획 · 총괄 | 손성문
편집 | 김세민
디자인 | 박주란
본문 일러스트 | 손세희

한언의 사명선언문

Since 3rd day of January, 1998

Our Mission – 우리는 새로운 지식을 창출, 전파하여 전 인류가 이를 공유케 함으로써
인류 문화의 발전과 행복에 이바지한다.

– 우리는 끊임없이 학습하는 조직으로서 자신과 조직의 발전을 위해 쉼
없이 노력하며, 궁극적으로는 세계적 콘텐츠 그룹을 지향한다.

– 우리는 정신적·물질적으로 최고 수준의 복지를 실현하기 위해 노력하
며, 명실공히 초일류 사원들의 집합체로서 부끄럼 없이 행동한다.

Our Vision 한언은 콘텐츠 기업의 선도적 성공 모델이 된다.

저희 한언인들은 위와 같은 사명을 항상 가슴속에 간직하고
좋은 책을 만들기 위해 최선을 다하고 있습니다.
독자 여러분의 아낌없는 충고와 격려를 부탁드립니다.
· 한언 가족 ·

HanEon's Mission statement

Our Mission – We create and broadcast new knowledge for the advancement and
happiness of the whole human race.

– We do our best to improve ourselves and the organization, with the
ultimate goal of striving to be the best content group in the world.

– We try to realize the highest quality of welfare system in both
mental and physical ways and we behave in a manner that reflects
our mission as proud members of HanEon Community.

Our Vision HanEon will be the leading Success Model of the content group.

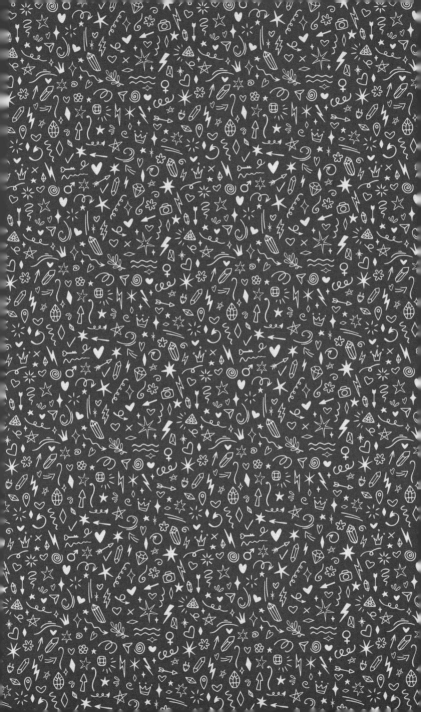

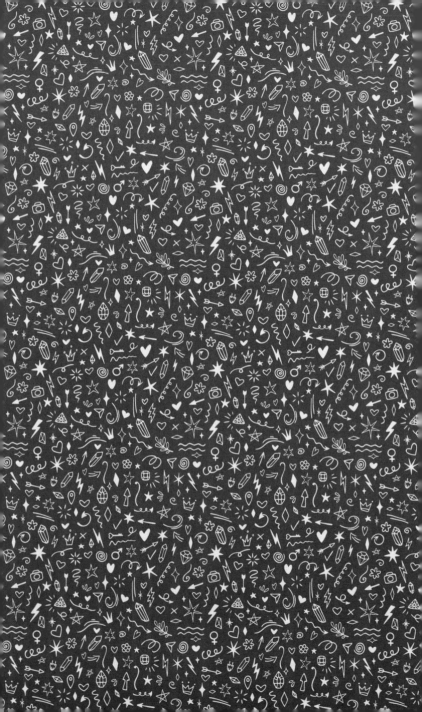